健康教育处方

（2024 年版）

中国健康教育中心　编著

R_P

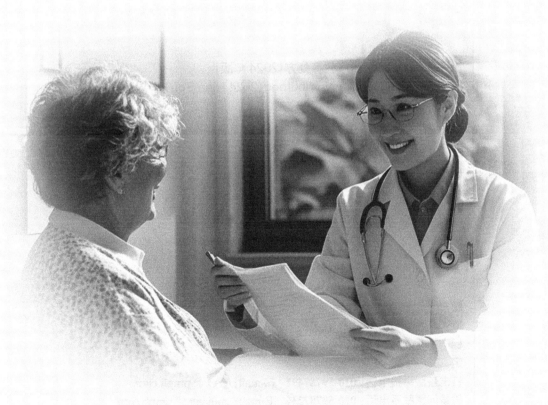

人民卫生出版社
·北京·

图书在版编目（CIP）数据

健康教育处方 : 2024 年版 / 中国健康教育中心编著.
北京 : 人民卫生出版社，2024. 12（2025. 7重印）.
ISBN 978-7-117-37598-6

Ⅰ. R4

中国国家版本馆 CIP 数据核字第 2024GA7110 号

人卫智网	www.ipmph.com	医学教育、学术、考试、健康，购书智慧智能综合服务平台
人卫官网	www.pmph.com	人卫官方资讯发布平台

健康教育处方（2024 年版）

Jiankang Jiaoyu Chufang（2024 Nian Ban）

编　　著：中国健康教育中心
出版发行：人民卫生出版社（中继线 010-59780011）
地　　址：北京市朝阳区潘家园南里 19 号
邮　　编：100021
E - mail：pmph @ pmph.com
购书热线：010-59787592　010-59787584　010-65264830
印　　刷：北京盛通数码印刷有限公司
经　　销：新华书店
开　　本：787 × 1092　1/16　　印张：11
字　　数：268 千字
版　　次：2024 年 12 月第 1 版
印　　次：2025 年 7 月第 3 次印刷
标准书号：ISBN 978-7-117-37598-6
定　　价：39.00 元

打击盗版举报电话：010-59787491　E-mail：WQ @ pmph.com
质量问题联系电话：010-59787234　E-mail：zhiliang @ pmph.com
数字融合服务电话：4001118166　E-mail：zengzhi @ pmph.com

《健康教育处方（2024年版）》

编写委员会

主　　审　王陇德　张英泽　陆　林　韩雅玲

主 任 委 员　李长宁

副主任委员　吴　敬　李英华

委　　员（以姓氏笔画为序）
卢　永　田向阳　李　莉　李　峰　李方波　李雨波　杨　宠　陈国永
侯晓辉　聂雪琼　章　力　程玉兰　解瑞谦

主　　编　李长宁

副 主 编　吴　敬　程玉兰

编　　者（以姓氏笔画为序）
丁　园　丁　辉　丁　然　丁国宪　卜　石　于　欣　于光前　于皎乐
万志荣　万德芝　马迎华　马径遥　马学晓　王　飞　王　丰　王　宇
王　明　王　旻　王　波　王　莹　王　涛　王　硕　王　爽　王　策
王　巍　王山米　王玉艳　王正珍　王圣杰　王华东　王志华　王志启
王志耀　王丽英　王丽娜　王丽娟　王若涛　王建喜　王思凌　王彦德
王振霖　王晓妍　王晓慧　王雪梅　王鲁雁　王颖丽　韦　燕　尤　红
公丕花　尹香君　邓亚利　邓俊玲　艾　华　石文惠　卢　永　叶钦勇
田　丹　田传胜　田向阳　冯　云　冯　涛　冯　静　司　燕　邢　欣
邢珍珍　吉　昂　巩纯秀　毕宏生　毕晓峰　曲　博　吕　山　吕书红

朱 岷	朱娅丽	朱耀武	仲 佳	任 姗	任学锋	任晓霞	华英汇
刘 军	刘 苹	刘 思	刘 峰	刘 浩	刘 娟	刘 楠	刘 鹏
刘 靖	刘 磊	刘幼硕	刘传合	刘兆炜	刘秀云	刘秀荣	刘俊秀
刘剑锋	刘胜聪	刘语方	刘晓红	刘德平	关宏岩	关梦然	汤 宏
安 冬	祁祯楠	许 戎	许 玲	许 静	许乐为	许建萍	许玲芬
许雅君	孙 桐	孙 悦	孙永安	孙延波	纪 冬	纪 泉	纪泽敏
严丽萍	苏 闻	苏 楠	苏晓辉	杜维婧	李 华	李 兵	李 俊
李 娜	李 莉	李 峰	李 涛	李 婷	李 想	李长宁	李长贵
李文刚	李文玲	李方波	李仕明	李亚非	李光辉	李危石	李红卫
李志宏	李志英	李若琳	李英华	李雨波	李明旭	李佳颖	李建军
李春霖	李树宁	李剑虹	李淑华	李榴柏	李慧玲	李儒军	杨 汀
杨 松	杨 宠	杨 黎	杨振宇	杨福永	肖 宁	肖 砾	肖 梅
肖卫忠	吴 敬	吴 薇	吴云成	吴青青	吴艳梅	吴健全	吴智深
何 达	何 丽	何 苗	何 楚	何俊敏	余 晴	狄柏涛	邹多武
邹隽蓉	沈 宁	沈 泓	沈 笛	宋 波	宋文静	宋维红	张 尧
张 帆	张 刚	张 纯	张 依	张 艳	张 悦	张 琳	张 辉
张 强	张 颖	张 静	张 嘉	张人华	张小松	张小曼	张少丹
张世怡	张乐伟	张达明	张伟丽	张旭晨	张宇清	张忠民	张金苹
张建国	张海容	张献博	张颖颖	张黎阳	陆 明	陆海英	陈 伟
陈 红	陈 林	陈 婧	陈 静	陈 蔚	陈仁友	陈生龙	陈立红
陈永丽	陈吉利	陈伟蓉	陈华江	陈江华	陈兴凤	陈志昕	陈若菲
陈国永	陈明亭	陈海冰	陈淑尧	陈腊梅	陈锦辉	武素平	范丽珺
欧阳元明	易学锋	罗小平	罗飞宏	和玉妞	竺向佳	金 哲	周 敏
周义钦	周常福	周福德	鱼音慧	庞学红	郑 毅	郑远远	郑胡镛
郑素军	屈 燕	陕晓嫣	赵水平	赵春霞	赵桐荫	荣 曼	胡 艳
胡小素	胡文立	柳 江	柳 村	星 敏	钟 潇	钟雪梅	段 勇
段 琳	段可欣	侯 杰	侯启春	侯晓辉	饶慧英	姜 艳	姚晓群
贺 琪	袁 帅	袁 涛	耿 力	聂绍平	聂雪琼	晋秀明	贾建军
顾 锐	钱 玲	钱 梦	钱晓波	徐 金	徐 南	徐 俊	徐 雯
徐顺霖	徐倩倩	徐锦航	徐静东	徐德洲	翁昌韦	凌建春	高 明
高 莹	高 瑞	高洁艳	郭 田	郭 欣	郭军巧	郭岩斐	郭美银

编写委员会

唐熠达　接　英　黄　浩　黄　霞　黄小娜　黄志远　黄克武　黄相刚
黄露秋　曹　颖　曹淳力　盛爱珍　常素英　崔永华　符培亮　章　力
梁　雁　梁　媛　梁远波　梁晓琨　梁凌毅　寇林元　随永刚　喜　杨
彭长燕　葛　声　董海原　韩　雪　韩湘意　喻　浩　程玉兰　程蔼隽
傅君芬　鲁俊锋　童春容　曾湘豫　游　珂　富苏欣　谢　菲　谢晓芳
蒙晓宇　甄世祺　虞江丽　解瑞谦　福军亮　蔡　鹏　蔡桂仁　蔡栩栩
臧法智　裴俊瑞　廖纪萍　谭　慧　谭三平　谭静伟　黎知雨　潘　琦
潘　慧　潘英姿　潘虹地　薛庆云　冀俊虎　徼晓菲　鞠晓东　鞠登会
魏士飞

审　　稿（以姓氏笔画为序）

于　钧　于振涛　马　军　马　骁　马冠生　王天有　王丕琳　王宁利
王克安　王陇德　王拥军　王若涛　王建业　王振霖　支修益　艾　华
田本淳　田艳涛　成诗明　吕朝晖　朱大龙　向　准　刘克玲　刘剑君
米光明　许雅君　孙宁玲　纪立农　李玉明　李石柱　李建平　杨月欣
何　丽　沈　琳　迟春花　张月华　张伟丽　张英泽　陆　林　陆　舜
陈生龙　陈江华　林剑浩　周晓龙　郑　毅　房静远　赵文华　俞光岩
姜　雯　姚　克　夏维波　顾　晋　徐小元　徐志坚　郭立新　郭传瑸
郭启煜　郭晓蕙　唐　芹　唐承薇　陶茂萱　韩雅玲　傅　华　赖建强
蔡广研　魏文强　魏丽惠　瞿介明

前　言

　　党和政府高度重视人民健康,大力推进健康中国建设,强调发挥健康教育作用,促进公众健康素养水平的提升。健康教育处方是开展个体化健康教育、精准提供健康教育服务的一种形式,是指导患者进行自我保健和家庭健康管理的一种有效的非药物治疗手段。通过使用健康教育处方,让患者对所患疾病的病因、临床表现、健康危害、日常保健(健康生活方式)等有一个全面、系统的认识,有助于患者更好地了解疾病、遵医嘱治疗和做好日常健康管理,提升健康状况和生活质量。健康教育处方主要供医务人员在诊疗时为患者开展健康指导提供参考,同时,患者可以把健康教育处方带回家,遵医嘱践行健康生活方式,做好日常健康管理。

　　国家卫生健康委党组高度重视健康教育处方的开发与推广应用,雷海潮主任多次作出指示批示。按照国家卫生健康委的要求,在国家卫生健康委规划司、扶贫办、疾控局、基层司、妇幼司、宣传司的指导下,在国家卫生健康委医管中心、中华医学会、联合国儿童基金会等机构的支持下,中国健康教育中心组织多方面专家开发重点疾病健康教育处方。2018—2020年,开发了45种重点疾病健康教育处方。2020年8月,出版发行了《健康教育处方(2020年版)》。2021—2024年,又开发了28种重点疾病健康教育处方。随着医学的发展,健康教育处方需要与时俱进、及时更新,2024年,中国健康教育中心邀请了23位院士,学(协)会的会长、理事长、主任委员和权威专家,审核修订了2020年出版的45种健康教育处方。

　　健康教育处方发布后,中心大力开展健康教育处方的宣传、推广工作,各地也积极推广应用。目前,29个省(自治区、直辖市)在推广应用健康教育处方,其中,海南、湖北、贵州、甘肃、西藏在全省各级医疗机构推广应用。经初步统计,截至2024年10月,各级医疗卫生机构共印制下发健康教育处方1.099亿份;5 000多个医疗机构将健康教育处方嵌入HIS系统进行电子化应用;《健康教育处方(2020年版)》发行了13 500册;西藏自治区卫生健康委还将《健康教育处方(2020年版)》翻译成藏文,并印制12 000册供辖区内各级专业机构使用。

　　根据工作需要,中国健康教育中心此次编辑出版了包含73种重点疾病健康教育处方的《健康教育处方(2024年版)》。在健康教育处方开发过程中,共有100多个机构、400多位专家先后参与健康教育处方的撰稿、审核、修改和预试验,依据研究确定的健康教育处方的功能和基本要素,遵循科学规范的流程,在各个环节严格把关,确保健康教育处方的科学性、指导性、适用性。王陇德院士、张英泽院士、陆林院士、韩雅玲院士和许多知名专家给予了指导,在此表示衷心感谢。中国健康教育中心将陆续开发更多病种的健康教育处方。欢迎大家宣传、推广应用健康教育处方,在实践中多提宝贵意见。我们将不断优化、不断拓展病种和配套工具,更好地服务医疗机构、服务基层。不足之处,敬请批评指正。

编 者

2024 年 12 月

目　录

一、慢性病

高血压患者健康教育处方（2024年版）

姓名：　　　　性别：　　　　年龄：　　　　诊断：

高血压是心脑血管疾病最主要的危险因素，容易引发脑卒中、冠心病、心力衰竭、尿毒症等并发症，致残、致死率高。在未使用降压药物的情况下，非同日3次测量收缩压≥140mmHg和/或舒张压≥90mmHg，可诊断为高血压。如果目前正在使用降压药物，血压虽然低于140/90mmHg，仍诊断为高血压。在未使用降压药物的情况下，收缩压130~139mmHg和/或舒张压80~89mmHg，为高血压前期。

高血压主要表现为头晕、头痛、眼花、胸闷、乏力、夜尿多等症状，但有些患者没有自觉症状，因而高血压也被称为"无声杀手"。中年以上人群一定要知道自己的血压水平，特别是在工作紧张、劳累等感觉不舒服时要及时测量血压。

高血压的主要危险因素包括：高盐饮食、超重和肥胖、身体活动不足、高血压家族史、吸烟（含被动吸烟）、过量饮酒、长期精神紧张、高血脂以及高龄等。

采取健康生活方式，积极治疗，有助于延缓并发症的发生和发展，减轻心脏、肾脏、血管等靶器官的损害，促进身体康复，改善生活质量。

健康指导建议（请关注"□"中打"✔"条目）

●健康生活方式

□ 少吃咸菜、腌制食品，每日食盐量不超过5g。

□ 多吃新鲜蔬菜、水果和豆类等富钾食物。

□ 少吃肥肉、动物内脏、油饼、油条等高脂肪食物，炒菜少放油。

□ 保持适宜体重，体质指数（body mass index，BMI）达到 $18.5kg/m^2$ 且低于 $24kg/m^2$（65岁以上老年人可适当增加）；男性腰围<85cm，女性腰围<80cm。

□ 超重或肥胖者要减轻体重。

□ 不吸烟（吸烟者戒烟）。

□ 避免接触二手烟。

□ 限制饮酒或不饮酒。

□ 适量运动。病情稳定者可在医生指导下，根据自己的身体情况，选择慢跑、快步走等轻度到中等强度（微微出汗）的活动。建议尽量保持每周5~7次，每次持续30~60分钟。注意运动安全。

□ 保证睡眠充足，避免过度劳累。

□ 保持心情舒畅、情绪稳定，减轻精神压力。

●治疗与康复

□ 监测家庭血压。定期测量血压，记录血压日记，感觉不舒服时应及时测量血压。

□ 遵医嘱坚持长期药物治疗，不要自行停药或调整药物。

☐ 定期复查。在医生指导下定期复查体重、腰围、血压、心率、血糖、血脂等,监测药物不良反应。

☐ 及时监测靶器官损害及并发症。每年到医院进行高血压靶器官损害及并发症的全面检查,及早发现并及时治疗并发症。

☐ 相关危险因素的处理。合并糖尿病、高血脂等患者应严格控制血糖、血脂。

● **急症处理**

☐ 如病情加重,尤其是出现下列情况,应尽快到医院就诊。

　1. 收缩压≥180mmHg 和/或舒张压≥110mmHg,出现身体不适的症状。

　2. 意识改变、剧烈头痛或头晕、恶心呕吐、视物模糊、眼眶痛、心悸、胸闷、喘憋不能平卧,建议使用急救车转诊。

　3. 其他严重情况。

其他指导建议

医生/指导人员签名:　　　　咨询电话:　　　　日期:　　年　　月　　日

....

高血压患者健康教育处方使用说明

★使用对象:高血压患者。

★使用方法

　1. 本处方不能替代医务人员开具的医疗处方,主要用于患者健康生活方式指导。

　2. 医务人员应结合患者的病情、健康危险因素等,提供有针对性的健康指导。

脑血管病患者健康教育处方（2024年版）

姓名：　　　　性别：　　　　年龄：　　　　诊断：

脑血管病泛指脑部血管的各种疾病,发病率高、死亡率高、致残率高。其中脑梗死和脑出血是最常见的类型,主要表现为:言语不清、听不懂别人的讲话、口角歪斜、肢体瘫痪、头晕、走路不稳,严重者可昏迷不醒。脑梗死多在安静状态下发病,头痛少见;脑出血多在清醒或活动状态下起病,伴头痛、恶心、呕吐,部分患者有剧烈头痛。脑出血最常见的是高血压脑出血,发病凶险,病情变化快,复发率比较高。

脑梗死的主要危险因素包括:长期高血压,冠心病、心房纤颤等,糖尿病、高脂血症、肥胖,吸烟、酗酒、缺乏体力活动、饮食不合理(如长期摄入过多盐、肉、动物油等),以及高龄、遗传因素等。脑出血的主要危险因素包括:长期高血压以及高龄、遗传因素、脑血管畸形、脑肿瘤、服用抗凝药物等。

采取健康生活方式,积极治疗,有助于身体康复、改善生活质量。

健康指导建议(请关注"□"中打"✔"条目)

●健康生活方式

- □ 不吸烟(吸烟者戒烟)。
- □ 避免接触二手烟。
- □ 限制饮酒或不饮酒。
- □ 保持适宜体重,体质指数(BMI)达到 $18.5kg/m^2$ 且低于 $24kg/m^2$(65 岁以上老年人可适当增加);男性腰围 <85cm,女性腰围 <80cm。
- □ 少吃肥肉、动物内脏等高脂肪食物,炒菜少放油,多吃新鲜蔬菜。
- □ 低盐饮食,患者每日食盐量不超过 5g。
- □ 坚持慢跑、散步等活动。建议尽量保持每周 3~5 次,每次持续 20~30 分钟,推荐中等强度,具体活动安排应根据自己身体情况而定。
- □ 保持心情舒畅、情绪稳定;避免过度劳累,保证充足睡眠。

●治疗与康复

- □ 遵医嘱服药,不要随意自行停药,如需调整药物,应先咨询医生。
- □ 定期复查。
- □ 脑梗死患者严格控制血脂、血压及血糖。
- □ 脑出血患者平稳控制血压。
- □ 存在后遗症的患者,应在医生指导下进行适当康复训练。
- □ 防止饮水呛咳导致肺炎。

●急症处理

☐ 出现病情加重,尤其是出现下列症状之一,应尽快到附近有条件的医院进行救治。

　　1. 出现脸部左右不对称,口角歪斜。

　　2. 平行举起两只胳膊出现单侧无力。

　　3. 言语不清,表达困难。

其他指导建议

_____

_____

_____

_____

_____

_____

_____

医生 / 指导人员签名: 　　　　咨询电话: 　　　　日期: 　　年　　月　　日

脑血管病患者健康教育处方使用说明

★使用对象:脑梗死、脑出血等脑血管病患者。

★使用方法

　　1. 本处方不能替代医务人员开具的医疗处方,主要用于患者健康生活方式指导。

　　2. 医务人员应结合患者的病情、健康危险因素等,提供有针对性的健康指导。

冠心病患者健康教育处方（2024年版）

姓名： 性别： 年龄： 诊断：

冠心病是冠状动脉粥样硬化性心脏病的简称,指由于动脉粥样硬化导致冠状动脉管腔狭窄或闭塞,引起心肌缺血、缺氧或坏死。患者可表现为无症状性心肌缺血、心绞痛、急性心肌梗死、心力衰竭、心律失常乃至猝死等。

冠心病的主要危险因素包括高血压、高胆固醇、吸烟、糖尿病、肥胖和超重、缺乏运动、不健康饮食(如高脂肪、高胆固醇、高热量饮食,过量进食等)、久坐、长期精神紧张、阻塞性睡眠呼吸暂停和早发冠心病家族史等。

一旦确诊冠心病,建议常规进行专科评估和相关诊疗。对于病情稳定的冠心病患者,应在全面评估危险因素的基础上,采取积极的二级预防措施(包括改变生活方式、控制危险因素和药物治疗等),从而达到控制疾病进展、预防不良事件和改善生活质量的目的。

健康指导建议（请关注"□"中打"✓"条目）

●健康生活方式

□ 立即戒烟。应避免使用任何形式的烟草或烟草替代品,包括电子烟。

□ 限制饮酒或不饮酒。

□ 超重或肥胖患者应减重,必要时可咨询专科医生进行治疗。

□ 少吃肥肉、动物内脏等高脂肪食物,多吃新鲜蔬菜。

□ 低盐饮食,每日食盐量不超过5g。

□ 急性期患者好转出院后,可从每天身体活动10分钟开始,逐渐增加运动时间。

□ 康复期患者应坚持适当身体活动,如慢跑、散步等。运动应量力而行,尽量保持每周3~5次,每次持续20~30分钟。

□ 保持心情舒畅、情绪稳定;避免过度劳累,保证充足睡眠。

□ 严重打鼾、夜间憋醒、白天嗜睡的患者,应进行专科评估和治疗。

●治疗与康复

□ 长期药物治疗:遵医嘱坚持长期药物治疗,即使在置入支架后仍需长期服药,不要随意自行停药,如需调整药物,应先咨询医生。

□ 急救药物随身带:随身携带硝酸甘油、速效救心丸、硝酸异山梨酯等急救药物。

□ 定期复查:在医生指导下定期复查心率、血压、血脂和血糖等,监测药物不良反应。

□ 危险因素控制:合并高血压、糖尿病、血脂异常等患者应控制血压、血糖、血脂等指标。

●急症处理

□ 出现胸痛或胸闷症状加重,尤其是伴有下列情况之一,应尽快到附近有条件的医院进行救治。

1. 较平时严重的剧烈胸痛,尤其是持续时间长达 20 分钟以上。

2. 轻体力活动甚至休息状态下即有胸痛发作,发作较前明显频繁。

3. 经休息或含服硝酸甘油等急救药物,胸痛仍不缓解。

4. 活动时喘息异常或平卧位呼吸困难。

5. 伴有冷汗、面色苍白、皮肤湿冷、极度焦虑或濒死感。

6. 胸痛伴有低血压或一过性意识丧失。

☐ 建议在亲友陪伴下或呼叫急救系统就近前往有救治条件的医院就诊,不宜独自步行、乘坐或驾驶交通工具就诊。

其他指导建议

_____

_____

_____

_____

_____

_____

_____

医生 / 指导人员签名: 咨询电话: 日期: 年 月 日

冠心病患者健康教育处方使用说明

★使用对象:冠心病患者。

★使用方法

1. 本处方不能替代医务人员开具的医疗处方,主要用于患者健康生活方式指导。

2. 医务人员应结合患者的病情、健康危险因素等,提供有针对性的健康指导。

2 型糖尿病患者健康教育处方（2024 年版）

姓名：　　　　　性别：　　　　　年龄：　　　　　诊断：

　　2 型糖尿病是由于胰岛素分泌和/或作用缺陷引起的以血糖升高为特征的代谢病。糖尿病的典型症状是"三多一少"（多饮、多食、多尿、体重减轻），不典型症状有皮肤瘙痒、反复感染、疲倦乏力、伤口不容易愈合等；有些患者无明显症状。糖尿病患者常伴有脂肪、蛋白质代谢异常，长期高血糖可引起眼、心脏、血管、肾脏、神经等多种器官损害或功能衰竭，导致残疾或者过早死亡。糖尿病常见并发症包括脑卒中、心肌梗死、视网膜病变、糖尿病肾病、糖尿病足等。

　　糖尿病的主要危险因素包括不合理饮食（如高热量饮食、高盐饮食等）、缺乏运动、超重和肥胖、高血压、高血脂、吸烟、过量饮酒、长期精神紧张以及年龄增长、遗传因素等。

　　采取健康生活方式，积极治疗，有助于控制血糖，延缓并发症的发生发展，改善生活质量。

健康指导建议（请关注"□"中打"✔"条目）

● 健康生活方式

- □ 控制总热量摄入。营养均衡，少食多餐，合理分配每餐饮食。
- □ 清淡饮食。少盐少油少糖，每日食盐量不超过 5g。
- □ 保持适宜体重，体质指数（BMI）达到 $18.5kg/m^2$ 且低于 $24kg/m^2$（65 岁以上老年人可适当增加）；男性腰围 <85cm，女性腰围 <80cm。
- □ 超重或肥胖患者应减重。
- □ 血糖稳定、没有严重并发症的患者，可在医生指导下进行散步、快走、慢跑等轻度到中等强度的活动，每周 5~7 次，每次持续 30~60 分钟。
- □ 运动中如出现乏力、头晕、心悸、胸闷、出虚汗等不适，足部红肿破溃、行走疼痛等，应立即停止运动并原地休息。如休息后仍不缓解，应及时就医。
- □ 不吸烟（吸烟者戒烟）。
- □ 避免接触二手烟。
- □ 不饮酒。
- □ 避免过度劳累，保证睡眠充足。
- □ 保持心情舒畅、情绪稳定，减轻精神压力。

● 治疗与康复

- □ 长期药物治疗。遵医嘱坚持长期药物治疗，不要自行停药或调整药物。
- □ 监测血糖。使用口服降血糖药物的患者每周监测 2~4 次空腹血糖和餐后 2 小时血糖。使用胰岛素的患者还需要监测餐前及睡前血糖。运动前后要监测血糖变化。
- □ 定期复查。遵医嘱定期到医院复查血糖、血压、心率、血脂、糖化血红蛋白等指标，监测药物不良反应。

□ 监测并发症。定期到医院进行糖尿病并发症的全面筛查,及早发现糖尿病并发症并及时治疗。

□ 危险因素控制。合并高血压、高血脂等患者应控制血压、血脂。

□ 随身携带急救物品。随身携带葡萄糖糖块、糖果、饼干等预防低血糖的食物,携带有姓名、联系电话等信息的紧急联系卡。

●急症处理

□ 如病情加重,尤其是出现下列情况,应尽快到医院就诊。

1. 血糖≥16.7mmol/L 或血糖≤3.0mmol/L,因呕吐不能饮水或神志不清。

2. 血压收缩压≥180mmHg 和/或舒张压≥110mmHg。

3. 出现不明原因的恶心、呕吐、腹痛、腹泻、神志改变、昏迷。尤其是呼吸中有烂苹果味,血压低而尿量增多或少尿,且血糖≥16.7mmol/L。

4. 持续性心动过速(心率超过 100 次/分)。

5. 合并感染。

6. 视力骤降。

7. 足部破损或溃疡。

8. 其他严重情况。

其他指导建议

_____

_____

_____

_____

_____

_____

_____

医生 / 指导人员签名:　　　　咨询电话:　　　　日期:　　年　　月　　日

2 型糖尿病患者健康教育处方使用说明

★使用对象:2 型糖尿病患者。

★使用方法

1. 本处方不能替代医务人员开具的医疗处方,主要用于患者健康生活方式指导。

2. 医务人员应结合患者的病情、健康危险因素等,提供有针对性的健康指导。

肺癌患者健康教育处方（2024年版）

姓名：　　　　　　性别：　　　　　　年龄：　　　　　　诊断：

　　肺癌是目前我国常见的恶性肿瘤之一，主要症状为咳嗽、咯血、胸痛、憋气等，有时也表现为头痛、头晕、骨痛等。部分患者无明显症状。

　　肺癌的主要危险因素包括吸烟、被动吸烟，空气污染（包括厨房油烟、装修材料污染等室内空气污染），长期吸入石棉、石英粉等，患慢性支气管炎、肺结核等呼吸系统疾病，以及有肺癌家族史等。

　　采取健康生活方式，积极治疗和康复训练，有助于改善生活质量。

健康指导建议（请关注"□"中打"✔"条目）

●健康生活方式

- □ 不吸烟（吸烟者戒烟）。
- □ 避免接触二手烟。
- □ 限制饮酒或不饮酒。
- □ 烧柴草、煤炭、木炭做饭时，应注意通风；通风条件不好时须改善排烟设施。
- □ 接触粉尘、烟雾及刺激性气体时，应戴口罩等个人防护用品，做好个人防护。
- □ 雾霾天外出注意戴口罩。
- □ 注意居室通风，注意保暖，防止受凉，避免呼吸道感染。
- □ 食物多样，多吃新鲜蔬菜、水果、奶类、豆制品，适量吃鱼、禽、蛋、瘦肉。
- □ 身体状况允许时可在医生指导下进行散步、慢跑等活动，以不引起明显的劳累和呼吸困难为宜。
- □ 避免过度劳累，保证睡眠充足。
- □ 保持心情舒畅、情绪稳定，减轻精神压力。

●治疗与康复

- □ 严格遵医嘱用药，口服靶向药、化疗药应避免漏服、多服。
- □ 严格遵医嘱进行抗肿瘤疗效评估。
- □ 口服靶向抗肿瘤药物时，不要食用西柚（又名葡萄柚），以免影响药物代谢。
- □ 接受治疗期间和治疗后，根据病情和医生建议密切观察血常规、电解质、肝肾功能情况，以及其他不良反应，如有异常及时就诊。
- □ 患者诊断后应长期随诊，根据医生建议定期复查。

●急症处理

- □ 如病情加重，尤其是出现下列情况，应尽快到医院就诊。
  　1. 咯血，尤其是连续咳出鲜血痰。咯血量大时应避免仰卧，防止误吸。

2. 憋气明显加重，尤其是合并发热或日常活动受限时。

3. 头痛、头晕，尤其是合并恶心呕吐、走路不稳、失语等症状时。

4. 出现意识障碍或昏迷。

5. 出现严重电解质紊乱(如低血钾、低血钠等)的症状，如乏力、腹胀、心悸、反应迟钝、嗜睡，甚至昏迷等。

6. 化疗后出现严重骨髓抑制，如白细胞减少、中性粒细胞减少、血小板减少、贫血等，或伴有发热、呼吸困难、心悸、喘憋、皮肤散在出血点等症状。

7. 发热，尤其是体温高于38℃。

8. 其他严重情况。

其他指导建议

_____

_____

_____

_____

_____

_____

_____

医生/指导人员签名：　　　　咨询电话：　　　　日期：　　年　月　日

肺癌患者健康教育处方使用说明

★使用对象:肺癌患者。

★使用方法

1. 本处方不能替代医务人员开具的医疗处方,主要用于患者健康生活方式指导。

2. 医务人员应结合患者的病情、健康危险因素等,提供有针对性的健康指导。

食管癌患者健康教育处方（2024 年版）

姓名：　　　　　性别：　　　　　年龄：　　　　　诊断：

　　食管癌是常见的消化道恶性肿瘤之一。食管癌的主要症状包括胸骨后不适、有烧灼感及针刺感或牵拉样痛，打嗝、进食疼痛、吞咽困难等。

　　食管癌的危险因素主要包括：吃饭过快，常吃粗糙、过硬、过热的食物以及腌制、霉变食物等，缺乏维生素和微量元素，吸烟，长期大量饮酒，超重、肥胖，患贲门失弛缓症、胃食管反流病等慢性食管疾病，以及遗传因素等。

　　采取健康生活方式，积极治疗和康复训练，有助于改善生活质量。

健康指导建议（请关注"□"中打"✔"条目）

●健康生活方式

- □ 不吸烟（吸烟者戒烟）。
- □ 避免接触二手烟。
- □ 不饮酒。
- □ 食物多样，多吃新鲜蔬菜、水果、奶类、豆制品，适量吃鱼、禽、蛋、瘦肉。
- □ 不吃过冷、过热、过硬食物，少吃油炸、辛辣食物。
- □ 不吃霉变食物，少吃烟熏和腌制肉制品。
- □ 细嚼慢咽，少食多餐，饭后漱口，防止残存食物引起食管黏膜水肿或感染。
- □ 避免过度疲劳，保证睡眠充足。
- □ 身体状况允许时可在医生指导下进行适量运动，以不引起劳累和不适为宜。
- □ 保持心情舒畅、情绪稳定，减轻精神压力。

●治疗与康复

- □ 需要长期药物治疗者严格按照医嘱服药，口服化疗药应避免漏服、多服。
- □ 手术后患者应在医生指导下进行适当的康复训练，鼓励尽早下床活动。
- □ 接受治疗期间和治疗后，根据病情和医生建议密切观察血常规、电解质、肝肾功能、肿瘤相关指标变化情况，以及其他不良反应，如有异常及时就诊。
- □ 治疗结束后，患者定期复查，如果出现前胸、后背疼痛，腋下、锁骨上淋巴结肿大，声音嘶哑等情况，及时到医院复诊。

●急症处理

- □ 如病情加重，尤其是出现下列情况，应尽快到医院就诊。
  1. 剧烈呕吐或呕血。
  2. 术后患者出现剧烈的持续性咳嗽，或憋气、严重呼吸困难。
  3. 晕厥或昏迷。

4. 出现严重电解质紊乱(如低血钾、低血钠等)的症状,如乏力、腹胀、心悸、反应迟钝、嗜睡,甚至昏迷等。

5. 化疗后出现严重骨髓抑制,如白细胞减少、中性粒细胞减少、血小板减少、贫血等,或伴有发热、呼吸困难、心悸、喘憋、皮肤散在出血点等症状。

6. 其他严重情况。

其他指导建议

_____

_____

_____

_____

_____

_____

_____

医生 / 指导人员签名: 咨询电话: 日期: 年   月   日

食管癌患者健康教育处方使用说明

★使用对象:食管癌患者。

★使用方法

1. 本处方不能替代医务人员开具的医疗处方,主要用于患者健康生活方式指导。

2. 医务人员应结合患者的病情、健康危险因素等,提供有针对性的健康指导。

胃癌患者健康教育处方（2024 年版）

姓名：　　　　　　性别：　　　　　　年龄：　　　　　　诊断：

胃癌是最常见的消化道恶性肿瘤之一。早期胃癌多无症状，或仅有一些不典型症状；随着病情发展，出现上腹痛、食欲差、厌食和体重减轻等症状，也可能出现吞咽困难、恶心、呕吐、呕血、黑便等。

胃癌的主要危险因素包括：食盐过多，经常吃咸菜、腌制烟熏食物及霉变食物，吸烟及长期大量饮酒，幽门螺杆菌感染，患肠化生、慢性萎缩性胃炎、胃溃疡、胃息肉，手术后残胃，肥厚性胃炎，恶性贫血等疾病，以及年龄增长和有家族遗传史等。

采取健康生活方式，积极治疗和康复训练，有助于改善生活质量。

健康指导建议（请关注"□"中打"√"条目）

●健康生活方式

□ 不吸烟（吸烟者戒烟）。

□ 避免接触二手烟。

□ 不饮酒。

□ 每日食盐量不超过 5g。

□ 食物多样，多吃新鲜蔬菜、水果、豆制品，适量吃鱼、禽、蛋、瘦肉。

□ 避免吃过硬和酸性食物。

□ 不吃霉变食物，少吃烟熏和腌制肉制品。

□ 提倡分餐或使用公筷。

□ 餐前便后洗手。

□ 保持适宜体重，体质指数（BMI）达到 $18.5kg/m^2$ 且低于 $24kg/m^2$（65 岁以上老年人可适当增加）；男性腰围 <85cm，女性腰围 <80cm。

□ 避免过度疲劳，保证充足睡眠。

□ 身体状况允许时可在医生指导下进行适量运动，以不引起劳累和不适为宜。

□ 保持心情舒畅、情绪稳定，减轻精神压力。

●治疗与康复

□ 需要长期药物治疗者严格按照医嘱服药，口服化疗药应避免漏服、多服。

□ 接受治疗期间和治疗后，根据病情和医生建议密切观察血常规、电解质、肝肾功能、肿瘤相关指标变化情况，以及其他不良反应，如有异常及时就诊。

□ 按照医生建议规律复查；如有不适或原有症状恶化，及时就诊。

●急症处理

□ 如病情加重，尤其是出现下列情况，应尽快到医院就诊。

1. 肛门停止排便排气。

2. 恶心、呕吐、腹泻或进行性加重的症状,无法自行缓解。

3. 呕血或黑便。

4. 胸闷进行性加重,无法缓解。

5. 出现严重的手足皮肤反应、口腔黏膜炎、发热、手足麻木等。

6. 出现严重电解质紊乱(如低血钾、低血钠等)的症状,如乏力、腹胀、心悸、反应迟钝、嗜睡,甚至昏迷等。

7. 化疗后出现严重骨髓抑制,如白细胞减少、中性粒细胞减少、血小板减少、贫血等,或伴有发热、呼吸困难、心悸、喘憋、皮肤散在出血点等症状。

8. 其他严重情况。

其他指导建议

医生 / 指导人员签名: 　　　　咨询电话: 　　　　日期: 　　年　　月　　日

胃癌患者健康教育处方使用说明

★使用对象:胃癌患者。

★使用方法

1. 本处方不能替代医务人员开具的医疗处方,主要用于患者健康生活方式指导。

2. 医务人员应结合患者的病情、健康危险因素等,提供有针对性的健康指导。

结直肠癌患者健康教育处方（2024年版）

姓名：　　　　性别：　　　　年龄：　　　　诊断：

　　结直肠癌是我国常见的消化道恶性肿瘤之一。早期结直肠癌可能无明显症状，随着病情发展，会出现排便次数明显增加或减少，大便性状改变（变细、血便、黏液便等），便后肛门坠胀，腹痛或腹部不适，腹部肿块，肠梗阻，以及不明原因贫血、消瘦、乏力、低热等症状。

　　结直肠癌的主要危险因素包括长期大量饮酒、吸烟，过多食用肉类及加工肉类食品，膳食纤维摄入不足，缺乏体力活动，久坐，肥胖，经常便秘，有腺瘤、息肉、溃疡性结肠炎、克罗恩病等病史，有结直肠癌或肠息肉家族史，有家族性腺瘤性息肉病、遗传性非息肉性大肠癌（林奇综合征）等遗传综合征等。

　　定期进行大便潜血、直肠指诊及肠镜等相关检查（筛查），有助于结直肠癌的早诊断、早治疗，可提高患者生存率。采取健康生活方式，积极治疗和康复训练，有助于改善生活质量。

健康指导建议（请关注"□"中打"✔"条目）

●健康生活方式

□ 不吸烟（吸烟者戒烟）。

□ 避免接触二手烟。

□ 限制饮酒或不饮酒。

□ 食物多样，多吃新鲜蔬菜水果，适量食用鸡肉、鱼肉等。

□ 少食用熏肉、火腿肠、肉罐头等肉类加工食品。

□ 肠道功能完整的患者可多吃粗粮、豆类等富含膳食纤维的食物。

□ 有造口的患者不宜食用洋葱等产气食物。

□ 保持健康体重，避免肥胖，不暴饮暴食。

□ 避免久坐、久卧，身体状况允许时可在医生指导下适量运动，但以不引起劳累和不适为宜。

□ 避免过度疲劳，保证充足睡眠。

□ 保持心情舒畅、情绪稳定，减轻精神压力。

●治疗与康复

□ 需要长期药物治疗者按照医嘱服药，口服化疗药应避免漏服、多服。

□ 接受治疗期间和治疗后，根据病情和医生建议密切观察血常规、电解质和肝肾功能情况，以及其他不良反应，如有异常及时就诊。

□ 术后患者应在医生的指导下进行规范的辅助治疗和康复训练，并遵医嘱定期复查。

●急症处理

□ 如病情加重，尤其是出现下列情况，应尽快到医院就诊。

1. 出现腹痛或发热。

2. 出现便血、黑便。

3. 出现腹胀，不能排便、排气，恶心或呕吐。

4. 出现严重电解质紊乱（如低血钾、低血钠等）的症状，如乏力、腹胀、心悸、反应迟钝、嗜睡，甚至昏迷等。

5. 化疗后出现严重骨髓抑制，如白细胞减少、中性粒细胞减少、血小板减少、贫血等，或伴有发热、呼吸困难、心悸、喘憋、皮肤散在出血点等症状。

6. 其他严重情况。

其他指导建议

_____

_____

_____

_____

_____

_____

_____

医生 / 指导人员签名：　　　　咨询电话：　　　　日期：　　　年　　月　　日

结直肠癌患者健康教育处方使用说明

★使用对象：结直肠癌患者。

★使用方法

1. 本处方不能替代医务人员开具的医疗处方，主要用于患者健康生活方式指导。

2. 医务人员应结合患者的病情、健康危险因素等，提供有针对性的健康指导。

慢阻肺患者健康教育处方（2024 年版）

姓名：　　　　　性别：　　　　　年龄：　　　　　诊断：

慢阻肺是慢性阻塞性肺疾病的简称，是一种可防、可治的慢性呼吸系统疾病。该病危害大，影响患者生活质量和劳动能力，严重者会因呼吸衰竭、肺心病而死亡。主要症状包括慢性咳嗽、咳痰、喘憋，可以只存在一个或同时存在多个症状，疾病早期可以没有任何症状。致病因素主要包括吸烟（最重要的发病因素）、接触职业粉尘和化学物质、大气污染、室内污染、呼吸道感染等。

采取健康生活方式，积极治疗，有助于身体康复、改善生活质量。

健康指导建议（请关注"□"中打"✓"条目）

●健康生活方式

- □ 立即戒烟。
- □ 避免接触二手烟。
- □ 限制饮酒或不饮酒。
- □ 烧柴草、木炭做饭时，注意通风，改善排烟设施。
- □ 接触烟雾、粉尘等刺激性气体的从业者应注意劳动防护，如戴口罩等。
- □ 雾霾天外出注意戴口罩。
- □ 注意保暖，防止受凉；注意通风，避免呼吸道感染。
- □ 少吃多餐，避免吃得过饱。避免进食容易导致腹胀的食品。
- □ 消瘦者注意补充蛋类、瘦肉等优质蛋白。
- □ 如无禁忌（心力衰竭、肾衰竭等），尽量保证水分摄入，不要等到口渴再喝水。
- □ 可进行散步、慢跑等活动，但以不引起明显的呼吸困难为基础。
- □ 每年接种 1 次（秋季）或 2 次（秋季、冬季）流感疫苗，每五年接种 1 次肺炎疫苗。

●治疗与康复

- □ 遵医嘱坚持长期用药，不可随意停药。维持长期治疗有助于改善生活质量，减少慢阻肺急性加重次数，降低死亡风险。
- □ 患者应每半年左右到医院进行 1 次肺功能等检查，对慢阻肺的诊断、严重度评价、疾病进展、预后及调整治疗方案均有重要意义。
- □ 平时可进行科学的呼吸运动，改善通气功能。
  1. 腹式呼吸：可采用卧位、坐位、立位练习，吸气时腹部鼓起，呼气时腹部内收，每次10~15 分钟，每日 2~3 次或更多（图 1）。
  2. 缩唇呼吸：闭口经鼻吸气，缩唇做吹口哨样缓慢呼气 4~6 秒，使肺内气体尽量呼出（图 2）。

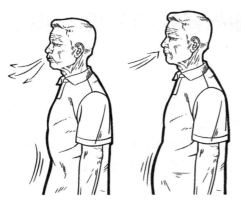

图1 腹式呼吸

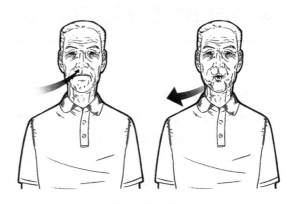

图2 缩唇呼吸

●急症处理

☐ **急性加重:**当短期内出现咳嗽、咳痰或喘憋症状加重时,减少活动,尽快联系医生或到附近医院就诊,严重者尽快拨打急救电话。

☐ **并发症:**当出现呼吸困难加重或嘴唇发绀、腿肿、腹胀、食欲差、胸痛、头晕、头痛或昏迷等症状时,提示存在并发症,应尽快就诊。

其他指导建议

_____

_____

_____

_____

_____

_____

_____

_____

医生/指导人员签名:　　　　咨询电话:　　　　日期:　　　年　　月　　日

- -

慢阻肺患者健康教育处方使用说明

★**使用对象:**慢阻肺患者。

★**使用方法**

1. 本处方不能替代医务人员开具的医疗处方,主要用于患者健康生活方式指导。

2. 医务人员应结合患者的病情、健康危险因素等,提供有针对性的健康指导。

重型老年慢性支气管炎患者健康教育处方(2024 年版)

姓名：　　　　　性别：　　　　　年龄：　　　　　诊断：

　　老年慢性支气管炎俗称"老慢支"，是气管、支气管黏膜及其周围组织的慢性炎症。该病会影响患者生活质量和劳动能力，严重者会发展为慢性阻塞性肺疾病(简称"慢阻肺")，进而可能因呼吸衰竭、肺心病而死亡。主要表现为：反复发作的咳嗽、咳痰或伴有喘息，每年发作时间超过 3 个月，持续 2 年以上。症状常在冬季或气候变化时加重。主要危险因素包括：吸烟(最重要的致病因素)、接触职业粉尘和化学物质、大气污染、室内污染、呼吸道感染等。

　　采取健康生活方式，积极治疗，有助于身体康复、改善生活质量。

健康指导建议(请关注"□"中打"✔"条目)

● **健康生活方式**

□ 立即戒烟。

□ 避免接触二手烟。

□ 限制饮酒或不饮酒。

□ 烧柴草、木炭做饭时，注意通风，改善排烟设施。

□ 接触烟雾、粉尘等刺激性气体的从业者应注意劳动防护，如戴口罩等。

□ 雾霾天外出注意戴口罩。

□ 注意保暖，防止受凉；注意通风，避免呼吸道感染。

□ 合理饮食，消瘦者注意补充蛋类、瘦肉等优质蛋白。

□ 可进行散步、慢跑等活动，但以不引起明显的呼吸困难为基础。

● **治疗与康复**

□ 遵医嘱服药。

□ 诊断后长期随诊。每年做 1 次肺功能检查，筛查是否患有慢性阻塞性肺疾病。

● **急症处理**

□ 急性加重：痰量增多、黏稠可口服化痰药；痰为黄脓性时应及时就诊；喘息加重时，减少活动，尽快联系医生或到附近医院就诊，严重者尽快拨打急救电话。

□ 并发症：当出现呼吸困难加重或嘴唇发绀、腿肿、腹胀、食欲差、胸痛、头晕、头痛或昏迷等症状时，提示存在并发症，应尽快就诊。

其他指导建议

_____

_____

_____

_____

_____

_____

医生/指导人员签名：　　　咨询电话：　　　日期：　　年　月　日

重型老年慢性支气管炎患者健康教育处方使用说明

★使用对象：重型老年慢性支气管炎患者。

★使用方法

1. 本处方不能替代医务人员开具的医疗处方，主要用于患者健康生活方式指导。

2. 医务人员应结合患者的病情、健康危险因素等，提供有针对性的健康指导。

尿毒症患者健康教育处方（2024 年版）

姓名：　　　　　性别：　　　　　年龄：　　　　　诊断：

尿毒症（又称"终末期肾病"）是由多种慢性肾脏疾病导致的最严重的肾功能损伤。常见症状包括乏力、食欲差、恶心、皮肤苍白和瘙痒、尿量减少、浮肿、高血压、呼吸困难等多种全身症状。

尿毒症的主要治疗方法包括非透析治疗、血液净化（血液透析、腹膜透析）和肾移植。采取健康生活方式，积极治疗，有助于改善生活质量。

健康指导建议（请关注"□"中打"✓"条目）

●健康生活方式

□ 低盐饮食，每日食盐量不超过 5g。

□ 高钾血症患者，建议低钾饮食。少吃或不吃橘子、香蕉、杧果、干果、胡萝卜、土豆等含钾较高的食物。如服用中药，应监测血钾水平。

□ 低嘌呤饮食。不吃或少吃海鲜、动物内脏及坚果类食物，不喝啤酒，不喝或少喝浓汤。

□ 低磷饮食。限制肉类、菌类、蛋黄、坚果等含磷高的食物，不吃罐头等深加工食品。遵医嘱服用磷结合剂。

□ 遵医嘱控制蛋白质摄入量。以鱼、禽、蛋、瘦肉、奶类、豆制品等优质蛋白为主。

□ 尿少、浮肿患者，应遵医嘱控制饮水量。

□ 每日早晨测量并记录体重。测量时应空腹、排空大小便。如短期内体重增长过快，可能存在水钠潴留，应限盐限水，并及时就医。

□ 在医生指导下，根据自己的身体情况，选择太极拳、散步、快走、慢跑、广场舞等轻度至中等强度的活动，循序渐进，每周 3~5 次，每次持续 30~60 分钟。

□ 不吸烟（吸烟者戒烟）。

□ 避免接触二手烟。

□ 限制饮酒或不饮酒。

□ 保证睡眠充足，避免疲劳，防止感染，保持心情舒畅。

□ 未得过乙肝且乙肝表面抗体阴性的患者，应接种乙肝疫苗。

●治疗与康复

□ 遵医嘱服药，不要自行停药或调整药物。

□ 定期复查。在医生指导下，定期复查血常规、尿常规、血生化、传染病等指标以及心脏彩超等特殊检查，根据评估结果和病情变化，及时调整治疗方案。

□ 非透析患者：遵医嘱定期复查，根据需要调整用药。必要时遵医嘱做好透析准备。

□ 血液透析患者：遵医嘱规律透析（通常每周 3 次，每次 4 小时左右），透析中如出现身体不适，应及时告知医护人员。

□ 腹膜透析患者：遵医嘱规律透析，每日定时更换腹膜透析液，严格无菌操作。如发现腹透液引流不畅,或出现身体不适,要及时告知医护人员。

- [ ] 保护透析通路——动静脉内瘘或人造血管内瘘:每日及透析前用温肥皂水清洗内瘘皮肤一次;每日检查内瘘有无振动、杂音;不抓、挠内瘘;避免在内瘘侧上肢抽血、输液或测量血压;内瘘侧不穿袖口紧的衣服,手腕不要戴首饰;睡觉时不要压迫内瘘侧的肢体,不用内瘘侧肢体提重物;警惕腹泻、脱水、低血压、低血糖。
- [ ] 保护血液透析通路——中央静脉导管:可以使用保护膜或保护袋覆盖导管及外口后淋浴;不要牵拉导管及敷料;定期换药,防止穿刺部位感染;避免用酒精擦拭导管。
- [ ] 保护腹膜透析通路——腹膜透析导管:每1~2天护理导管出口处皮肤一次,防止感染;不要牵拉或剪断导管;如导管出口处的皮肤出现红肿、疼痛、渗液等异常现象,及时就医。

●急症处理

- [ ] 如病情加重,尤其是出现下列情况,应尽快到医院就诊。
  1. 轻微活动后呼吸困难或平卧位呼吸困难。
  2. 脉搏突然变快、变慢或手指麻木。
  3. 新增加药物(尤其是使用青霉素类、头孢类或喹诺酮类抗生素等)之后,出现意识障碍或精神症状。
  4. 动静脉内瘘震颤消失。
  5. 腹膜透析患者出现腹痛合并腹透液浑浊或颜色变红。
  6. 腹膜透析患者腹透管堵塞。
  7. 其他任何急症临床表现,如不能缓解的高热、胸闷、胸痛、头痛、意识改变、腹痛、恶心、呕吐等。
  8. 其他严重情况。

其他指导建议

_____

_____

_____

医生/指导人员签名:　　　咨询电话:　　　日期:　　年　月　日

尿毒症患者健康教育处方使用说明

★使用对象:尿毒症患者。
★使用方法
　1. 本处方不能替代医务人员开具的医疗处方,主要用于患者健康生活方式指导。
　2. 医务人员应结合患者的病情、健康危险因素等,提供有针对性的健康指导。

类风湿关节炎患者健康教育处方（2024年版）

姓名：　　　　　性别：　　　　　年龄：　　　　　诊断：

类风湿关节炎，常被简称为"类风湿"，是一种常见的以周围关节（如手指、脚趾等部位的关节）损害为主的自身免疫病。多见于中青年女性，主要表现为对称性、慢性、进行性多关节炎，随病情进展，造成关节软骨、骨和关节囊破坏，最终导致关节畸形和功能丧失，严重影响患者的生活与健康。

类风湿关节炎的病因尚不明确，一般认为是反复感染、寒冷刺激、疲劳及遗传、内分泌等因素导致身体免疫系统出现异常，产生针对自身组织的免疫攻击而出现关节病变等。

采取健康生活方式，积极治疗，有助于身体康复、改善生活质量。

健康指导建议（请关注"□"中打"✔"条目）

● 健康生活方式

- □ 注意保暖，减少寒冷刺激。
- □ 不吸烟（吸烟者戒烟）。
- □ 避免接触二手烟。
- □ 不饮酒。
- □ 注意饮食卫生，避免增加胃肠道负担的饮食（如过于油腻、辛辣的食物）。
- □ 适当增加优质蛋白质比例（如蛋类、瘦肉）。
- □ 超重肥胖者控制膳食总量，避免体重增加，加重关节负担。
- □ 休息与放松。短时休息或睡眠可以缓解类风湿关节炎引起的乏力、关节僵痛；避免紧张、焦虑，保持良好的心态，有助于关节和全身情况好转。

● 治疗与康复

- □ 在风湿免疫专科医师指导下，坚持长期治疗。
- □ 在治疗初期应该至少每月复诊一次，病情控制稳定后每3~6个月复诊一次，以便及时调整治疗方案，有效控制疾病。
- □ 自我关节防护。日常生活中应注意关节保护，尤其双手关节保护。需要注意以下几点。
  1. 活动时使用大关节，比如把拎包改为挎包；用手持物时，尽可能用双手，比如双手端锅。
  2. 加大把持物握柄，比如在牙刷把上缠绕纱布，方便握持。
  3. 避免掌指关节弯曲、指关节伸直的动作，如起床时用手掌撑起，避免只用手指。
  4. 能推不提，比如推车买菜。
  5. 尽量坐有靠背的椅子，避免长久站立。
  6. 久坐、平卧后，先活动关节，再起身。
- □ 适当运动。类风湿关节炎患者应参加锻炼。规律锻炼有助于减轻关节炎所致的疼痛，运动方式以保持关节灵活性和肌肉强度为主。

1. 锻炼项目:根据个人关节病情严重程度选择适合自己的锻炼方式,比如简单的保持关节灵活性的手指活动和上肢运动;能改善心肺功能和肌肉力量的有氧运动,如散步、骑自行车和游泳。避免对关节形成高冲击性的运动,如跑步、打篮球等。

2. 锻炼的量:每日锻炼 30~40 分钟(可分成几次完成),一周锻炼多日。运动量应从轻缓开始,缓慢增加。运动开始前应进行适当的热身运动,如缓慢步行、原地踏步或拉伸肌肉。

3. 运动保护:锻炼时通过以下方式保护关节:如有髋关节、膝关节、足部或踝关节问题,尽可能在平整的路面上行走,避免爬坡、爬楼梯;穿着可支持足部并提供缓冲的鞋子,如带有气垫的运动鞋;如果出现运动时疼痛,应停止或改变活动方式;避免进行扭转关节的活动;穿戴膝部支具或其他支持设备。

●**急症处理**

□ 如果病情加重,或正常服用抗风湿药物过程中出现发热、黑便、长期干咳(尤其活动后加重)、多发口腔溃疡、关节僵硬或肿痛持续加重等情况,应及时就诊。

其他指导建议

_____

_____

_____

_____

_____

_____

_____

医生/指导人员签名:　　　　咨询电话:　　　　日期:　　年　月　日

类风湿关节炎患者健康教育处方使用说明

★使用对象:类风湿关节炎患者。

★使用方法

1. 本处方不能替代医务人员开具的医疗处方,主要用于患者健康生活方式指导。

2. 医务人员应结合患者的病情、健康危险因素等,提供有针对性的健康指导。

骨关节炎患者健康教育处方（2024年版）

姓名：　　　　　　性别：　　　　　　年龄：　　　　　　诊断：

骨关节炎是多种因素引起的关节软骨损伤、破坏导致的关节疾病。最常见的症状是关节疼痛和僵硬，久坐后起立活动时症状明显，活动后稍缓解，但活动过量后又会再加重。

骨关节炎的主要危险因素包括：肥胖、关节软骨损伤、膝关节畸形、长时间寒冷阴湿环境等。年龄越大患病可能性越大，女性患病风险是男性的2~3倍。

采取健康生活方式，积极治疗，有助于身体康复、改善生活质量。

健康指导建议（请关注"□"中打"✔"条目）

●健康生活方式

□ 控制体重：超重或肥胖患者应通过健康饮食、合理的运动锻炼控制体重。

□ 身体活动：除了关节肿胀时需要限制活动外，骨关节炎患者应积极进行身体活动。要注意选择合适的运动方式，走平缓的道路，少走陡坡。尽量减少爬山、爬楼、蹲起、提重物、长距离行走。

□ 注意保暖，减少寒冷刺激。

□ 不吸烟（吸烟者戒烟）。

□ 避免接触二手烟。

●治疗与康复

□ 遵医嘱服药。

□ 外用膏药可根据具体情况使用，注意避免皮肤过敏。

□ 可以局部热敷（如用热水袋等），但关节肿胀积液期不建议使用。

□ 康复锻炼。

1. 关节活动范围锻炼：膝关节伸直和弯曲的锻炼每天做100次，保持关节灵活运动。

2. 肌肉锻炼：将腿绷直抬腿，坚持5~10秒放下。建议每天练习100次。

3. 步行：简单易行，是耐力锻炼的首选。

4. 骑车：膝关节负重少，能增强肌肉力量。

●急症处理

□ 因劳累或受凉等情况可能会出现关节肿胀、疼痛等症状急性加重，这时应休息，减少行走、提重物等活动，可以冰敷、外用消炎止痛软膏，必要时可口服消炎止痛药。如果病情加重，及时就医。

其他指导建议

医生 / 指导人员签名：　　　　咨询电话：　　　　日期：　　　年　　月　　日

骨关节炎患者健康教育处方使用说明

★使用对象：骨关节炎患者。

★使用方法

　　1. 本处方不能替代医务人员开具的医疗处方，主要用于患者健康生活方式指导。

　　2. 医务人员应结合患者的病情、健康危险因素等，提供有针对性的健康指导。

阿尔茨海默病患者健康教育处方（2024年版）

姓名：　　　　　性别：　　　　　年龄：　　　　　诊断：

阿尔茨海默病是最常见的中枢神经系统退行性疾病，好发生于老年期，起病隐匿，以进行性认知障碍和行为损害为主要特征。主要临床表现有三方面：①认知功能下降，如近事记忆减退、外出后找不到回家的路、学习新知识的能力和社会交往能力减退等；②精神与行为异常，如不爱整洁、易激惹、猜疑、言语困难或沉默寡言等；③日常生活能力减退，如购物、做饭、做家务、算账、乘车等使用工具的能力下降。随着疾病进展，中晚期患者除上述症状逐渐加重外，还可并发肺部感染、尿路感染、褥疮以及全身性衰竭等。

阿尔茨海默病的危险因素包括高血压、脑血管病、糖尿病、抑郁症、直立性低血压、吸烟、空气污染、肥胖、缺乏体育锻炼、高同型半胱氨酸血症、营养不良、独居、社会交往少、听力障碍、过度饮酒、头外伤，以及性别、年龄、家族史等。

采取健康生活方式，早期识别并积极干预危险因素，有利于减少或延缓阿尔茨海默病发生发展，提高患者的生活质量。

健康指导建议（请关注"□"中打"✔"条目）

●健康生活方式

□ 多从事阅读、下棋、记笔记等益智性脑力活动。

□ 预防高血压、脑血管病、糖尿病、抑郁症、直立性低血压等。

□ 定期监测血清同型半胱氨酸，将其控制在正常水平，定期复诊。

□ 定期进行营养风险筛查和营养状况评估，注意患者食欲、饮食方式和饮食喜好的改变。

□ 保证患者安全，避免走失，可佩戴具有定位功能的手表、有联系人和家庭住址的信息牌。

□ 避免跌倒，家庭地板和卫生间等处注意防滑，勿独自登高，防范从阳台跌落，避免伤及头部。

□ 避免呛咳与误吸，进食不要过快，牙齿不好或存在吞咽困难者需要将食物切碎后食用或食用流食，卧床前要清理口腔。

□ 防止意外事故，避免头外伤，保管好刀剪利器，危险器具锁入厨房内，外出时防止交通意外等。

□ 保护听力，鼓励使用助听器弥补听力损失。

□ 保证良好和充足的睡眠(7~8小时)。

□ 保持适宜体重，体质指数(BMI)达到18.5kg/m^{2}且低于24kg/m^2(65岁以上老年人可适当增加)；男性腰围<85cm，女性腰围<80cm。

□ 健康均衡饮食，多吃新鲜的蔬菜水果，足量摄入全谷物和豆类，适量摄入坚果等，减少红肉(猪肉、牛肉、羊肉等)摄入，少吃油炸食品、烟熏和腌制食品。

□ 坚持体育锻炼，如太极拳、八段锦、五禽戏等有氧运动，注意力量训练，防止肌肉萎缩。

□ 不吸烟(吸烟者戒烟)，避免接触二手烟，空气污染严重时尽量避免室外活动。

□ 不饮酒或限制饮酒。

□ 保持心情舒畅、情绪稳定，避免过度劳累和过度紧张。

□ 鼓励多参加家庭活动、社会活动等。

●治疗与康复

□ 阿尔茨海默病治疗应遵循"早期、全面、规范、联合"的原则,定期复诊,遵医嘱服药,不随意自行停药,如需调整药物,应先咨询医生。

□ 在药物治疗的同时,可辅以非药物干预,如认知训练、认知康复、芳香疗法等,促进认知功能康复。

□ 提供以阿尔茨海默病患者为中心的优质照护,照护者应充分理解阿尔茨海默病的疾病特点,与患者维持良好的沟通,理解患者需求、贴合患者意愿,帮助但不替代,建立一个保持患者原有生活方式和技能的生活常规,尽可能地保持患者日常生活的独立性。

□ 根据营养风险筛查与营养评估结果进行营养治疗,避免营养不良。

□ 高血压、脑血管病、糖尿病、抑郁症、直立性低血压等患者应积极治疗,并密切监测患者认知功能状态。

□ 并发症的预防与处理:对于中晚期卧床患者,应注意加强肺部感染、尿路感染、褥疮以及营养不良等并发症的支持治疗和对症处理。

●急症处理

□ 出现病情加重,尤其是出现下列症状之一,应尽快到附近有条件的医院救治。
1. 突然情绪变化,如躁狂、激惹,有攻击行为、自杀倾向或行为等。
2. 发生呛咳或噎食,出现呼吸困难、窒息等。
3. 照护者难以判断及处理的其他严重情况。

其他指导建议

_____

_____

_____

_____

医生 / 指导人员签名:　　　　　咨询电话:　　　　　日期:　　　年　　月　　日

··

阿尔茨海默病患者健康教育处方使用说明

★**使用对象**:阿尔茨海默病患者及其照护者。

★**使用方法**
1. 本处方不能替代医务人员开具的医疗处方,主要用于患者健康生活方式指导。
2. 医务人员应结合患者的病情、健康危险因素等,提供有针对性的健康指导。

骨质疏松症患者健康教育处方（2024 年版）

姓名：　　　　　性别：　　　　　年龄：　　　　　诊断：

　　骨质疏松症是一种以骨量减少、骨组织微结构破坏,从而导致骨脆性增加和易发生骨折为特征的全身性疾病。骨质疏松性骨折常遗留慢性疼痛和残疾,不但导致患者生活质量下降,还可引发或加重多种并发症,增加患者死亡风险。

　　疼痛、脊柱变形和骨质疏松性骨折(指在轻微创伤或日常活动中即可发生的骨折)是骨质疏松症的主要临床表现。骨质疏松症的诊断主要基于双能 X 射线吸收法(DXA)测量的骨密度结果或发生骨质疏松性骨折。骨密度降低同时伴有一处或多处骨质疏松性骨折为严重骨质疏松症。

　　骨质疏松症的危险因素:日照不足、钙或维生素 D 缺乏、蛋白质摄入过多或不足、高钠饮食、吸烟、过量饮酒、过多饮用咖啡和碳酸饮料、体力活动过少、体重过低、患有影响骨代谢的疾病或使用影响骨代谢的药物、既往有骨质疏松性骨折以及家族成员患有骨质疏松症或骨质疏松性骨折等。

　　老年人和绝经女性是骨质疏松症的高危人群。65 岁以上女性和 70 岁以上男性,或存在一个或多个骨质疏松症危险因素的 65 岁以下女性和 70 岁以下男性,均应定期进行 DXA 骨密度检查,及早发现骨质疏松症。

　　保持健康生活方式,规范进行抗骨质疏松药物治疗和康复治疗,有助于增加骨密度,缓解症状,避免或减少骨折的发生,促进骨骼健康,改善生活质量。

健康指导建议（请关注"□"中打"✔"条目）

●健康生活方式

□ 在医生指导下,尽量避免或少用影响骨代谢的药物。

□ 建议上午 11 点至下午 3 点之间,尽可能多地暴露皮肤,在室外阳光下晒 15~30 分钟(具体可根据日照时间、纬度、季节等因素进行调整,避免晒伤或中暑)。

□ 养成良好日常习惯,日常生活中起、坐、卧及转身时要注意保持姿势稳定和环境安全。

□ 家中保持光线明亮、地面平整,浴室增加扶手及防滑垫等,预防跌倒。平衡功能差或行动不便时可以借助拐杖、助行器等辅具。

□ 建议摄入富含钙、低盐和适量蛋白质(每日 1.0~1.2g/kg 体重)的均衡膳食,适量进食奶类及乳制品、蛋类、海产品、豆腐和豆干等食品。痛风患者遵医嘱进食。

□ 规律运动,减少久坐。可以选择的运动方式包括快步走、慢跑、跳健身操、游泳、跳绳、负重练习、抗阻力训练、瑜伽和太极拳等。防治骨质疏松症的运动应在医师指导下遵循个体化原则,循序渐进、持之以恒。

□ 不吸烟(吸烟者戒烟),避免接触二手烟。

□ 限制饮酒或不饮酒,避免过量饮用咖啡和碳酸饮料。

●治疗与康复

- □ 成人每日钙(元素钙)推荐摄入量为800mg,50岁及以上人群每日钙(元素钙)推荐摄入量为1 000~1 200mg。当饮食中钙含量不足时(如奶制品缺乏),应给予钙剂补充。
- □ 每天应补充维生素D 800~1 200IU,对于日光暴露不足和老年人等维生素D缺乏的高危人群,建议酌情检测血清25-羟维生素D水平,以了解维生素D的营养状态,指导维生素D的补充。
- □ 遵医嘱坚持长期抗骨质疏松药物治疗,不要自行停药或调整药物。
- □ 定期复查。在医生指导下定期检测身高、体重、生化指标、骨代谢指标和骨密度等,监测药物不良反应,评估药物疗效。
- □ 骨质疏松性骨折患者在手术前后应积极开展规范的抗骨质疏松药物治疗。骨折术后尽早开始功能锻炼或康复训练,采用主动与被动相结合的运动方式,缩短卧床时间,减少并发症的发生。
- □ 在医生指导下规范开展骨质疏松症的康复治疗,患者可根据需要遵医嘱选择适宜的康复治疗方法。
- □ 如经过正规的治疗病情不能缓解甚至加重,建议进一步检查以明确原因。

●急症处理

- □ 跌倒或碰撞后出现关节或骨骼疼痛、肿胀、活动受限,应尽快到骨科急诊救治,警惕骨折发生。
- □ 无明确创伤出现髋部、膝部疼痛,建议尽快到骨科诊治,注意排查髋部骨折的可能;如出现急性或慢性持续性腰背部疼痛,建议尽快到骨科诊治,注意排查椎体骨折的可能。

其他指导建议

_____

_____

_____

医生/指导人员签名:　　　　咨询电话:　　　　日期:　　　年　　月　　日

骨质疏松症患者健康教育处方使用说明

★使用对象:骨质疏松症患者。

★使用方法

1. 本处方不能替代医务人员开具的医疗处方,主要用于患者健康生活方式指导。
2. 医务人员应结合患者的病情、健康危险因素等,提供有针对性的健康指导。

哮喘患者健康教育处方（2024年版）

姓名：　　　　　性别：　　　　　年龄：　　　　　诊断：

哮喘是一种慢性呼吸系统疾病。哮喘患者对各种诱发因素的刺激非常敏感，如有刺激时，会出现呼吸道收缩，导致喘息、气急、胸闷、咳嗽等，影响患者的日常活动、工作、睡眠。接触诱发因素可引起哮喘急性发作，严重者发生呼吸衰竭，若救治不及时可导致死亡。

哮喘发作的诱发因素包括：接触过敏原、冷空气、呼吸道感染、情绪变化、吸烟与饮酒等。

定期就医，坚持治疗，加强自我管理，绝大多数患者可以控制哮喘，正常生活。

健康指导建议（请关注"□"中打"✓"条目）

●健康生活方式

□ 及时检查并避免接触过敏原。

□ 避免有害气体和冷空气刺激。

□ 预防呼吸道感染。

□ 避免食用可能导致过敏的食物，尽量避免食用含亚硫酸盐（一种常用的食品防腐剂）的食物。

□ 在医生的指导下选择适宜运动。

□ 保持健康体重。

□ 不吸烟（吸烟者戒烟），避免接触二手烟。

□ 限制饮酒或不饮酒。

□ 保持心情舒畅、情绪稳定，避免强烈精神刺激及压力过大。

●治疗与康复

□ 尽早在医生指导下进行规范的药物治疗，不要自行停药。

□ 随身携带急救药物（速效支气管舒张剂）。

□ 掌握吸入装置的正确使用方法。

□ 加强病情监测和自我管理。

□ 定期复查。在医生指导下进行哮喘控制测试、肺功能检查等，根据检测结果及时调整治疗方案。

□ 合并过敏性鼻炎的患者应及时治疗，预防哮喘发作。

●急症处理

□ 突然出现喘息、气急、胸闷、咳嗽等症状或病情加重时，应及时脱离诱发因素，避免紧张，调整呼吸，立即使用急救药物（速效支气管舒张剂）。

□ 使用急救药物后如症状不能有效缓解，或出现讲话困难、口唇发绀、大汗、心悸、焦虑、烦躁等症状，应立即到附近有条件的医院进行救治。

其他指导建议

医生/指导人员签名：　　　咨询电话：　　　日期：　　年　月　日

哮喘患者健康教育处方使用说明

★使用对象：哮喘患者。

★使用方法

1. 本处方不能替代医务人员开具的医疗处方，主要用于患者健康生活方式指导。

2. 医务人员应结合患者的病情、健康危险因素等，提供有针对性的健康指导。

肝硬化患者健康教育处方（2024年版）

姓名： 性别： 年龄： 诊断：

肝硬化是肝脏疾病进展的一个重要阶段,肝脏在各种慢性肝病的长期作用下反复损伤、修复,导致肝脏结构遭到破坏,从而引起肝功能障碍,以弥漫性纤维化、假小叶形成等为主要特征。肝硬化可分为代偿期与失代偿期,在代偿期可能没有明显的症状,失代偿期可出现腹水、腹腔感染、消化道出血、肝性脑病等并发症,发生肝癌的风险也明显增加。

我国肝硬化的常见病因包括乙型肝炎、丙型肝炎、酒精性肝病、脂肪性肝病、自身免疫性肝病、药物性肝损伤及遗传代谢性肝损伤等。

肝硬化患者应该针对病因进行系统的诊疗,并做好肝硬化并发症的监测、预防与控制。

采取健康生活方式,积极治疗,定期复查,合理安排饮食、均衡营养,绝对禁酒,戒烟,有助于延缓疾病进展,减少并发症的发生,促进身体康复,改善生活质量。

健康指导建议(请关注"□"中打"✔"条目)

●健康生活方式

- □ 避免过度疲劳,保证睡眠充足。
- □ 肝功能异常或晚期肝硬化患者应多休息,如果伴有消化道出血、腹腔感染、腹水、肝性脑病等并发症时,必须绝对卧床休息。
- □ 肝功能正常、病情稳定的患者,根据自己的身体情况,在医生指导下进行适量运动,以不引起劳累和不适为宜。
- □ 清淡饮食,少食多餐,进餐时要细嚼慢咽,禁止暴饮暴食。
- □ 应吃细软的食物,避免进食粗糙、辛辣刺激及较硬的食物(如坚果)。
- □ 肝硬化低白蛋白血症时,可适当增加优质蛋白的摄入,如新鲜鱼类、瘦肉类、牛奶、鸡蛋、豆制品等。
- □ 避免一次性进食大量富含动物蛋白的食物,以免诱发肝性脑病。
- □ 当合并肝性脑病时,应酌情减少或限制蛋白质的摄入。
- □ 限制油脂摄入,适量补充脂溶性维生素(如维生素 A、维生素 D、维生素 E、维生素 K 等)。
- □ 如出现水肿或腹水,应限制食盐摄入。
- □ 肝硬化腹水患者应注意饮食卫生,避免肠道细菌感染,以免诱发腹膜炎。
- □ 应注意保持大便通畅,预防便秘。
- □ 绝对禁酒(包括含酒精的饮料)。
- □ 不吸烟(吸烟者戒烟),避免接触二手烟。
- □ 保持心情舒畅、情绪稳定,减轻精神压力。

●治疗与康复

- □ 一旦发现肝硬化,应首先去医院就诊,明确肝硬化的病因。

□ 遵医嘱坚持长期药物治疗,不要自行停药或调整药物。

□ 定期复查。在医师指导下定期复查肝功能、血生化、血常规、凝血功能、甲胎蛋白(AFP)、肝脏彩超或腹部 CT 等。

□ 并发症监测。定期到医院进行肝硬化损害程度评估和并发症的全面检查,及早发现并治疗。

●急症处理

□ 如病情加重,尤其是出现下列情况,应尽快到医院诊治。

1. 明显出血倾向:皮肤黏膜出现出血点及瘀斑、牙龈和鼻腔出血、呕血、柏油样(黑色)大便或鲜血便。

2. 尿量减少:在正常饮食的情况下,尿量出现减少,如 24 小时尿量少于 400mL,应警惕出现急性肾损害。

3. 水肿:下肢及颜面浮肿,腹围增加。

4. 不明原因持续发热。

5. 黄疸:出现眼黄、尿黄,或者原先稳定的低程度黄疸突然加重。

6. 神志反常:突然出现神志反常,如兴奋多语、语无伦次、计算能力障碍、随处大小便等。

其他指导建议

_____

_____

_____

_____

_____

_____

_____

医生 / 指导人员签名:　　　　咨询电话:　　　　日期:　　　年　　月　　日

肝硬化患者健康教育处方使用说明

★使用对象:肝硬化患者。

★使用方法

1. 本处方不能替代医务人员开具的医疗处方,主要用于患者健康生活方式指导。

2. 医务人员应结合患者的病情、健康危险因素等,提供有针对性的健康指导。

高脂血症患者健康教育处方（2024年版）

姓名： 性别： 年龄： 诊断：

高脂血症通常指血清中总胆固醇和/或甘油三酯水平升高,分为高胆固醇血症、高甘油三酯血症、混合性高脂血症和低高密度脂蛋白胆固醇血症。高脂血症是冠心病、脑卒中、外周血管病、阿尔茨海默病以及急性胰腺炎的重要危险因素,常与高血压、糖尿病并存。

高脂血症一般没有症状,主要通过血生化检查发现。严重的高脂血症可以出现黄色瘤和早发脂性角膜环等体征。

高脂血症的主要危险因素包括不良的生活方式(如高脂、高糖、高能量饮食,过量饮酒,体力活动不足等)、某些药物(如糖皮质激素和某些抗肿瘤药物等)、某些疾病(如胆道阻塞、甲状腺功能减退、肾功能不全等)及遗传因素。妊娠期血脂水平可以出现生理性增高。

健康生活方式是高脂血症治疗最重要的措施,有助于延缓心脑血管疾病的发生和发展,改善生活质量。

健康指导建议（请关注"□"中打"✔"条目）

●健康生活方式

□ 保持适宜体重,体质指数(BMI)达到 $18.5kg/m^2$ 且低于 $24kg/m^2$(65 岁以上老年人可适当增加);男性腰围 <85cm,女性腰围 <80cm。

□ 超重或肥胖者控制每日摄入总能量,可根据减重目标,在现有能量摄入基础上,每日减少 500kcal 左右的能量摄入。

□ 合理安排一日三餐,定时定量,不漏餐,每天吃早餐。

□ 清淡饮食。少盐、少油、少糖,少吃高盐和油炸食品,每日食盐摄入量不超过 5g,炒菜少放油,每日食用油摄入量不超过 25g。

□ 主食中应适当控制精白米面摄入,适量多吃膳食纤维丰富的食物,如全谷物、杂豆类、蔬菜等。

□ 蛋白质摄入充足,适量吃鱼、禽、蛋、瘦肉,建议平均每天摄入 120~200g。每周吃鱼 300~500g,每天胆固醇摄入量应在 300mg 以下。

□ 限制总脂肪、饱和脂肪、胆固醇和反式脂肪酸的摄入,适当增加不饱和脂肪酸的摄入。

□ 少量多次、足量饮水,每天 1 500~2 000mL。不喝或少喝含糖饮料,不用饮料代替白开水。

□ 适量运动。在医生指导下,根据自己的身体情况,选择慢跑、快步走等中等及以上强度的运动。建议尽量保持每周 5~7 次,每次 30~60 分钟。

□ 不吸烟(吸烟者戒烟),避免接触二手烟。

□ 限制饮酒或不饮酒。

□ 保持心情舒畅、情绪稳定;保证睡眠充足。

●治疗与康复

□ 遵医嘱进行药物治疗或非药物治疗,不要随意自行停药或调整药物。

☐ 非药物治疗者,开始 3~6 个月应复查血脂,如血脂控制达标,则继续非药物治疗,但仍须每 6 个月到 1 年复查 1 次血脂;长期达标者可每年复查 1 次血脂。

☐ 启动调脂药物治疗前,须检测肝功能、肌酸激酶,进行安全性评估。

☐ 首次服用调脂药物者,应在用药 6 周内复查血脂、转氨酶和肌酸激酶,严密监测肝肾功能。

☐ 服用调脂药物者,6 周内检测血脂达标且无药物不良反应者,逐步改为 3~6 个月复查 1 次血脂、转氨酶和肌酸激酶等指标,严密监测肝肾功能。

☐ 调脂药物治疗 3~6 个月后血脂仍未达标者,须根据医嘱调整药物剂量、种类或联合治疗,并在治疗 6 周内复查血脂、转氨酶和肌酸激酶。

☐ 服用调脂药物者,平时应注意监测药物不良反应。

☐ 患有多种慢性疾病者,应注意药物间的相互作用和不良反应。

● **急症处理**

☐ 如病情加重,尤其是出现下列情况,应尽快到医院就诊。

  1. 服药期间出现肌肉酸痛、乏力、食欲下降、恶心、呕吐等症状。
  2. 突然出现胸部不适和腹痛等症状。
  3. 其他严重情况。

其他指导建议

_____

_____

_____

_____

_____

_____

_____

医生 / 指导人员签名:　　　　　咨询电话:　　　　　日期:　　　年　　月　　日

高脂血症患者健康教育处方使用说明

★**使用对象**:高脂血症患者。

★**使用方法**

  1. 本处方不能替代医务人员开具的医疗处方,主要用于患者健康生活方式指导。
  2. 医务人员应结合患者的病情、健康危险因素等,提供有针对性的健康指导。

肌少症患者健康教育处方（2024年版）

姓名：　　　　　　性别：　　　　　　年龄：　　　　　　诊断：

　　肌少症是与年龄增长相关的骨骼肌质量、肌肉力量和/或躯体功能下降的综合征，多见于老年人；在老年人中发病率高、起病隐匿，是老年人衰弱、失能的重要原因之一，导致老年人跌倒、骨折、死亡等的风险增高。

　　肌少症可能出现衰弱、跌倒倾向、行走困难、步态缓慢、四肢纤细和无力，男性小腿围<34cm、女性<33cm，半年内体重下降超过5%等情况。

　　肌少症受多种因素综合影响，高龄、久坐、活动少、营养不良、长期卧床、慢性炎症状态、神经系统疾病、内分泌系统疾病等均可导致肌少症。

　　采取健康生活方式，积极运动，补充营养，肌少症在一定程度内是可控制、可逆转的。

健康指导建议（请关注"□"中打"✓"条目）

●健康生活方式

□ 无明显运动禁忌证的老年肌少症患者，应进行有规律的运动训练，减少静坐。

□ 坚持抗阻运动、有氧运动和全身协调运动等综合运动，积极进行户外活动。

□ 卧床老年人以抗阻活动为主，防止和减少肌肉萎缩。

□ 每次抗阻训练（如坐位直抬腿、徒手伸展上肢、拉弹力带、推举哑铃等）建议持续30分钟，每周至少2~3次，至少持续12周。

□ 每周至少进行3次有氧运动（步行、快走、骑自行车等）。

□ 保持适宜体重，体质指数（BMI）达到18.5kg/m² 且低于24kg/m²（65岁以上老年人可适当增加）；男性腰围<85cm，女性腰围<80cm。

□ 合理膳食，在保证充足热量的基础上，适当增加蛋白质摄入，推荐每千克体重每天摄入1.2~1.5g蛋白质，建议肉类、奶制品、蛋类、豆制品等优质蛋白质的摄入量占一半以上，三餐均衡摄入，不宜集中在一餐摄入大量蛋白质。

□ 不吸烟（吸烟者戒烟），避免接触二手烟。

□ 限制饮酒或不饮酒。

□ 劳逸结合，保证睡眠充足。

□ 保持心情舒畅、情绪稳定，减轻精神压力。

●治疗与康复

□ 积极控制与肌少症相关的基础性疾病，如糖尿病、慢阻肺、心功能或肾功能不全等。

□ 目前尚无推荐的肌少症临床用药。推荐运动干预与营养补充相结合的综合干预措施。

□ 抗阻训练、有氧运动、平衡训练应根据具体情况，适当组合、调整、变换运动方式。

□ 运动前做好3~5分钟热身，如慢走、活动关节等。

□ 运动过程中和运动后应监测并记录血压、心率、血氧饱和度等相关指标。

☐ 运动后做整理活动,应慢走2分钟,拉伸当日锻炼的主要肌肉群和关节。

☐ 每天补充2次乳清蛋白,每次15~20g。

☐ 每天补充3g β-羟基β-甲基丁酸盐(HMβ)。

☐ 两餐间或运动后服用营养补充制剂。

☐ 补充适量维生素D。

其他指导建议

_____

_____

_____

_____

_____

_____

_____

医生/指导人员签名: 咨询电话: 日期: 年 月 日

肌少症患者健康教育处方使用说明

★使用对象:肌少症患者。

★使用方法

1. 本处方不能替代医务人员开具的医疗处方,主要用于患者健康生活方式指导。

2. 医务人员应结合患者的病情、健康危险因素等,提供有针对性的健康指导。

慢性胃炎患者健康教育处方（2024年版）

姓名：　　　　　性别：　　　　　年龄：　　　　　诊断：

　　慢性胃炎是由多种病因引起的胃黏膜慢性炎症或萎缩性病变，胃黏膜受到损害使黏膜发生改变，最终导致胃固有腺体的萎缩，甚至消失。该病易反复发作，不同程度地影响患者生活质量。

　　慢性胃炎多数无明显症状，有症状者主要表现为上腹痛、腹胀、早饱感、嗳气等，部分还伴焦虑、抑郁等精神心理症状。心理因素往往会加重患者的临床症状。自身免疫性胃炎可长时间缺乏典型临床症状，首诊常以贫血和维生素 B_{12} 缺乏引起的神经系统症状为主。慢性胃炎伴有胃黏膜糜烂时可出现黑便甚至呕血。

　　幽门螺杆菌感染是慢性胃炎最主要的原因；胆汁反流、阿司匹林等非甾体抗炎药物、酒精等也是慢性胃炎相对常见的病因；自身免疫因素在自身免疫性胃炎发病中起主要作用；进食过冷、过热以及粗糙、刺激性食物等不良饮食习惯也可致胃黏膜损伤。

　　改善饮食习惯和生活方式是慢性胃炎治疗的重要内容，应根据医生指导定期复诊，积极治疗，保持平和心态，避免心理因素引发的临床症状加重。

健康指导建议（请关注"□"中打"✓"条目）

●健康生活方式

- □ 清淡饮食，避免辛辣刺激、粗糙食物，避免暴饮暴食。
- □ 少吃熏制、腌制、含亚硝酸盐和硝酸盐的食物。
- □ 避免过多饮用咖啡、浓茶。
- □ 多食用新鲜蔬菜、水果。
- □ 有反酸、烧心、空腹上腹痛或夜间腹痛等相关症状者，控制过酸或过甜食物量。
- □ 腹胀明显者，适当控制产气食物和豆制品等摄入量。
- □ 不吸烟（吸烟者戒烟），避免接触二手烟。
- □ 限制饮酒或不饮酒。
- □ 生活规律，保证充足睡眠。
- □ 保持积极乐观的心态，缓解紧张情绪，减轻精神压力。
- □ 保持适宜体重，体质指数（BMI）达到 $18.5kg/m^2$ 且低于 $24kg/m^2$（65 岁以上老年人可适当增加）；男性腰围 <85cm，女性腰围 <80cm。
- □ 在医生指导下进行适量运动，以不引起不适为宜。
- □ 提倡分餐或使用公筷，降低感染幽门螺杆菌的风险。
- □ 低叶酸水平患者，可适量补充叶酸，改善慢性萎缩性胃炎的状态。

●治疗与康复

- □ 遵医嘱进行药物治疗，控制症状，不要自行停药或调整药物。

□ 服用阿司匹林等非甾体抗炎药的患者,在医生指导下合理用药,权衡停药的收益和风险。

□ 服用抗焦虑/抑郁药物,应遵医嘱规律服药,定期复诊。

□ 幽门螺杆菌感染的慢性胃炎患者,根除治疗后遵医嘱复诊。

□ 在医生指导下,定期进行内镜随访检查。

□ 慢性胃炎伴有上皮内瘤变或早期癌变者,需内镜下治疗,同时根据具体情况定期随访检查。

□ 慢性胃炎伴有中、重度萎缩和肠化生或上皮内瘤变者要定期内镜随访检查。

● **急症处理**

□ 如病情加重,尤其是出现下列情况,应尽快到医院就诊。

1. 出现呕血、黑便等上消化道出血症状。

2. 上腹部不适或疼痛加剧。

3. 食欲降低、食量减少症状加重,出现体重减轻。

4. 其他严重情况。

其他指导建议

_____

_____

_____

_____

_____

_____

_____

医生 / 指导人员签名:　　　　咨询电话:　　　　日期:　　年　　月　　日

慢性胃炎患者健康教育处方使用说明

★使用对象:慢性胃炎患者。

★使用方法

1. 本处方不能替代医务人员开具的医疗处方,主要用于患者健康生活方式指导。

2. 医务人员应结合患者的病情、健康危险因素等,提供有针对性的健康指导。

帕金森病患者健康教育处方（2024年版）

姓名：　　　　　性别：　　　　　年龄：　　　　　诊断：

　　帕金森病是中老年人常见的神经系统退行性疾病，起病隐匿，主要表现为运动迟缓、肌强直、静止性震颤等运动症状，以及便秘、嗅觉减退、抑郁焦虑、快速眼动睡眠行为障碍等非运动症状。中晚期患者会出现症状波动、异动症、冻结步态、姿势失衡，以及明显的直立性低血压、痴呆等症状。随着年龄增长，患病人数显著增多，其中男性多于女性。

　　目前认为，帕金森病的发生发展与遗传、环境、老化等多因素交互作用密切相关。帕金森病的临床诊断主要依赖于患者的临床表现和药物治疗后的反应。对临床确诊的帕金森病患者应采取综合治疗，药物治疗为首选方案，且是整个治疗过程中的主要治疗手段，手术治疗则是药物治疗不佳时的一种有效补充手段，康复治疗、心理治疗、护理治疗等为辅助手段。

　　帕金森病是一种慢性进展性疾病，早期识别并积极治疗，采取健康生活方式，积极锻炼，合理膳食，定期复诊，有利于延缓帕金森病的发展，提高患者的生活质量。

健康指导建议（请关注"□"中打"✔"条目）

●健康生活方式

□ 预防跌倒，避免外伤。如保持周围环境宽敞、光线充足，室内设置防滑地板，减少台阶、门槛，以防绊倒，必要时安装扶手，方便扶持。行走的通道上避免放置障碍物，室内购置软性家具或安装软性保护装置。穿着合体的衣裤，裤脚避免过长过大，穿防滑鞋。

□ 情绪稳定，积极乐观。保持积极乐观的良好心态，积极看待疾病。主动寻求抚慰和情感支持，根据病情需要，定期进行心理咨询，缓解紧张情绪。培养兴趣爱好，积极参与社会活动，但避免过度劳累和过度紧张。

□ 可适当摄入碳水化合物，适量摄入奶、蛋、鱼、虾、瘦肉等优质蛋白，每天蛋白质摄入量控制在 1.0~1.2g/kg（体重）。定期进行营养风险筛查和营养状况评估，适时调整营养状态。

□ 服用左旋多巴类药物须避免高蛋白饮食，餐前 1 小时或餐后 1.5 小时服药。

□ 多食果蔬，适量饮水。多食富含纤维素和维生素的蔬菜、水果，保证摄入充足水分，有助于缓解便秘。

□ 适当锻炼，柔韧为主。适度进行有氧运动、抗阻训练、平衡训练和柔韧性运动训练，如脚踏固定式自行车、步行、太极拳、体操等项目。

●治疗与康复

□ 在医生指导下尽早进行药物治疗，避免突然停药或加减药物。

□ 定期到帕金森病专科门诊或找专科医生复诊，及时调整治疗方案，以控制病情和减轻并发症。

□ 有针对性地进行康复训练，锻炼和提高平衡能力和协调能力。根据需要进行物理治疗。

□ 进行口语练习,大声朗读、唱歌,积极交流。可到医院康复科进行言语和吞咽康复训练等治疗。

□ 早期患者,以自我管理和促进积极主动锻炼的生活方式为主,做力所能及的事情,减少依赖性,增加主动运动。

□ 中期患者,以进行主动功能训练为主,尤其是平衡、步态和上肢功能活动训练;在服药后状态好的时期进行运动训练,注意运动量及幅度,避免过度劳累。

□ 晚期患者,以维持心肺等重要器官功能为主,同时避免压疮、关节挛缩和静脉血栓等并发症,及时进行床上或轮椅上的体位变换,以及辅助下的主动运动训练。

□ 中晚期有平衡或步态障碍的患者,尤其伴有骨质疏松的患者,应注意防护,避免跌倒导致骨折等意外。

● **急症处理**

□ 出现病情加重,尤其是出现下列情况,应尽快到医院就诊:
1. 突然出现明显的运动不能、肌肉强直、僵硬、高热不退等。
2. 出现严重的异动症、严重的震颤和无法控制的冻结步态等。
3. 出现严重的精神症状。
4. 其他严重情况。

其他指导建议

_____

_____

_____

_____

_____

_____

_____

医生/指导人员签名:　　　　咨询电话:　　　　日期:　　年　　月　　日

帕金森病患者健康教育处方使用说明

★使用对象:帕金森病患者。

★使用方法

1. 本处方不能替代医务人员开具的医疗处方,主要用于患者健康生活方式指导。

2. 医务人员应结合患者的病情、健康危险因素等,提供有针对性的健康指导。

白内障患者健康教育处方（2024年版）

姓名：　　　　　性别：　　　　　年龄：　　　　　诊断：

白内障是人眼晶状体透明度降低或颜色改变导致视力下降的退行性疾病，是全球首位致盲性眼病。该病可导致视力下降，影响患者生活质量，甚至导致青光眼、葡萄膜炎等严重并发症。

白内障根据病因可分为年龄相关性、先天性、并发性、代谢性、药物及中毒性、外伤性和辐射性白内障等类型。任何影响眼内环境的因素，都可导致晶状体混浊。紫外线照射、糖尿病、高血压、心血管疾病、眼外伤、过量饮酒及吸烟等均与白内障的形成有关。

年龄相关性白内障（又称"老年性白内障"）是最常见的白内障类型。主要症状包括视力下降、视物重影、近视加深、老花眼症状减轻、感光能力变差、眩光等视觉异常。老年性白内障多为双眼患病，但发病可有先后，严重程度也可不一致。

采取健康生活方式，有助于延缓疾病进展。出现视力下降，影响正常生活和工作时，应到医院检查与诊断，并遵医嘱积极进行手术治疗，有助于改善视功能和生活质量。

健康指导建议（请关注"□"中打"✔"条目）

●健康生活方式

□ 户外活动时，可戴遮阳帽或太阳镜等，尽量避免紫外线照射对晶状体的损伤。

□ 积极治疗心血管疾病、高血压、糖尿病等。

□ 注重防治近视、青光眼、葡萄膜炎等相关眼病。

□ 防止眼外伤。

□ 避免摄入过量或长期使用非必要药物或不明成分的营养品。

□ 身体状况允许时，进行体育锻炼，如步行、快走、跑步、骑自行车等，可降低白内障的风险。

□ 适量补充维生素及矿物质，尤其补充含有抗氧化作用的维生素A、维生素C、维生素E、维生素B_2，可预防或延缓年龄相关性白内障的发生和发展。

□ 不吸烟（吸烟者戒烟），避免接触二手烟。

□ 限制饮酒或不饮酒。

□ 少油、少盐、少糖饮食。

□ 注意眼部卫生，避免用力揉按眼睛。

●治疗与康复

未手术患者

□ 定期复查。在医生的指导下定期复查，防止继发性病变。

□ 合并浅前房等青光眼前期体征者，遵医嘱进行激光或手术治疗。

□ 合并糖尿病、高血压、心血管疾病等患者应严格控制血糖、血压、血脂。

☐ 心理疏导,不要讳疾忌医。

☐ 视力下降,影响正常生活和工作时,遵医嘱积极进行手术治疗。

术后患者

☐ 遵医嘱使用眼药,定期复查,如有明显不适,及时复诊。

☐ 注意眼部卫生,避免污水进入眼内,避免过度用眼。

☐ 避免剧烈运动,避免弯腰提重物,勿用力咳嗽、打喷嚏,避免用力眨眼和揉眼,防止眼外伤。

☐ 忌烟酒;清淡饮食,忌辛辣;保持大便通畅。

☐ 白内障联合青光眼手术后,应定期随访和监测眼压、房角和视神经损伤情况。

● **急症处理**

☐ 如病情加重,尤其是出现下列情况,应尽快到医院就诊。

  1. 眼球中央(瞳孔区)突然"变白",视力明显下降。

  2. 突发眼红、眼痛,伴恶心呕吐,视力急剧下降。

  3. 白内障患病多年,突然视力下降或明显变化。

其他指导建议

_____

_____

_____

_____

_____

_____

_____

医生/指导人员签名:　　　　咨询电话:　　　　日期:　　年　　月　　日

白内障患者健康教育处方使用说明

★使用对象:白内障患者。

★使用方法

  1. 本处方不能替代医务人员开具的医疗处方,主要用于患者健康生活方式指导。

  2. 医务人员应结合患者的病情、健康危险因素等,提供有针对性的健康指导。

青光眼患者健康教育处方（2024 年版）

姓名：　　　　　性别：　　　　　年龄：　　　　　诊断：

青光眼是全球首位不可逆性致盲眼病，表现为视神经萎缩和视野（视物范围）缺损，随着疾病的进展，视物的范围会越来越小。眼压增高是青光眼最主要的危险因素。青光眼主要发生于 40 岁以上人群，但从新生儿到老年人的各年龄段均可患病。

原发性急性闭角型青光眼由于突然急剧的眼压升高可引起视力下降、眼睛胀痛、鼻根部酸胀、同侧头痛，可伴恶心、呕吐等，如果不及时控制眼压，在较短时间内可致盲，须通过及时有效的治疗挽救视力。而其余缺乏明显症状的青光眼表现为眼压缓慢升高，或眼压始终处于正常范围，要通过主动的筛查或体检（眼压和眼底照相等）才能及时发现。同时，相当比例的青光眼为双眼发病，不可放松对"视力较好眼"的检查。

青光眼可防可治，早期发现和及时治疗可以有效延缓或阻止疾病进展。青光眼属于慢性疾病，其治疗是一个连续的、终身的过程。积极治疗，采取健康生活方式，有助于延缓青光眼的发生和发展，可以长久保持有用的生活视力，改善生活质量。

健康指导建议（请关注"□"中打"✔"条目）

●健康生活方式

☐ 急性闭角型青光眼患者，避免在昏暗的环境中持续用眼，如关灯看手机、电脑和电视等电子屏幕，以及暗室中看电影等。

☐ 急性闭角型青光眼患者，避免情绪过度激动，保持心情轻松舒畅。

☐ 急性闭角型青光眼患者，慎用抗精神疾病药物，须在专业医生指导下使用。

☐ 避免长时间近距离用眼，如阅读、看手机或电脑、近距离工作等。

☐ 保证睡眠充足，规律作息，避免过度劳累。

☐ 在身体条件允许的情况下，每天进行约 20 分钟的有氧活动，如慢跑、快走、骑自行车等。

☐ 避免一次性快速大量饮水，一次饮水量不宜超过 300mL。

☐ 积极治疗心血管疾病、高血压、糖尿病等。

☐ 限制饮酒或不饮酒。

☐ 不吸烟（吸烟者戒烟），避免接触二手烟。

☐ 尽量避免饮用浓茶、咖啡，不吃辛辣刺激性食物。

☐ 避免佩戴颜色过深的太阳镜和墨镜。

☐ 清淡低盐低脂饮食，多食用蔬菜、粗粮等富含纤维素的食物，避免大便干结。

●治疗与康复

☐ 遵医嘱坚持长期使用降眼压药物，了解治疗目标及目标眼压，不要自行停药或调整药物，以免加重病情或引起药物不良反应。

☐ 遵医嘱按照一定的时间间隔定期复查，监测病情进展，监测药物不良反应。

□ 先天性青光眼治疗须联合视觉康复训练。

□ 继发性青光眼治疗须同时积极治疗原发疾病。

□ 进行青光眼外滤过手术后,如小梁切除术等,须长期维护眼部的滤过泡,遵医嘱进行眼球按摩。

□ 进行 Schlemm 管相关手术后,若出现高眼压,须在 2 个月内密切监测眼压变化。

□ 青光眼联合白内障手术的患者,视力有一定比例的提高,容易造成疾病被完全治愈的假象,更需要定期复查。

□ 采用房角分离术治疗的患者,仍须定期进行眼压和房角的评估。

□ 合并糖尿病、高血压、高脂血症的患者应积极控制血糖、血压、血脂。

●急症处理

□ 如病情加重,尤其是出现下列情况,应尽快到医院就诊:

1. 有突然发生的眼部胀痛、头痛、视力下降伴或不伴恶心、呕吐等情况,特别是在夜间发生的情况,不要等到天亮才去就诊。

2. 青光眼术后出现明显的眼红眼痛、视力下降、流泪、眼球变软或变硬,可能发生了术后并发症,须尽快就医。

3. 看灯时旁边出现彩色的光晕。

4. 视物范围明显缩小。

其他指导建议

_____

_____

_____

_____

_____

_____

医生/指导人员签名:　　　咨询电话:　　　　日期:　　年　　月　　日

青光眼患者健康教育处方使用说明

★使用对象:青光眼患者。

★使用方法

1. 本处方不能替代医务人员开具的医疗处方,主要用于患者健康生活方式指导。

2. 医务人员应结合患者的病情、健康危险因素等,提供有针对性的健康指导。

干眼病患者健康教育处方（2024 年版）

姓名： 性别： 年龄： 诊断：

干眼病为多因素引起的慢性眼表疾病，是由泪液的质、量及动力学异常导致的泪膜不稳定或眼表微环境失衡，可伴有眼表炎性反应、组织损伤及神经异常，造成眼部多种不适症状和/或视功能障碍。常见症状包括眼部干涩感、异物感、烧灼感、眼痒、疼痛、眼红、视疲劳、视物模糊、视力波动等。轻度、中度干眼病具有可逆性，严重干眼病的病因复杂，多数不可逆。

干眼病的主要危险因素包括全身因素(如免疫系统疾病及内分泌系统疾病)、眼局部因素(如眼局部感染及免疫相关疾病、各种原因引起的泪液动力学异常)、环境因素(如空气污染、光污染、射线、高海拔、干燥及大风等)、生活方式相关因素(长时间使用电子产品、户外活动少、长时间近距离阅读、睡眠不足、使用空调、吸烟、长期佩戴角膜接触镜、眼部化妆及长时间驾驶等)、手术相关因素、药物相关因素以及焦虑、抑郁等情绪因素。

干眼病患者可通过保持健康生活方式，保护视功能并缓解干眼症状，改善生活质量。

健康指导建议(请关注"□"中打"✔"条目)

●健康生活方式

- □ 避免长时间使用手机、平板电脑等电子产品，尤其避免黑暗环境下使用。
- □ 长时间在空调制冷或供暖环境中生活的人群，应避免冷风或热风直吹。
- □ 佩戴防紫外线墨镜，避免阳光直射眼部。
- □ 不吸烟(吸烟者戒烟)。
- □ 避免接触二手烟。
- □ 远离空气污染环境。
- □ 规律作息，改善睡眠质量，避免午后饮用浓咖啡或浓茶。若非药物方法无法改善睡眠状况，须联合睡眠专家共同干预。
- □ 保持营养均衡的清淡饮食。
- □ 保持积极、乐观的良好心态，积极调控情绪，如存在抑郁、焦虑情绪可寻求专业帮助。
- □ 适量运动，避免久坐。
- □ 选择正规渠道购买隐形眼镜，养成良好的佩戴和护理习惯。
- □ 在化妆前清洁手部，避免将化妆品涂抹到睫毛根部及眼内，有效卸妆。
- □ 推荐进行眨眼练习：正常闭眼两秒后睁眼，再次正常闭眼两秒后睁眼，然后紧紧闭眼两秒。

●治疗与康复

- □ 遵医嘱坚持科学治疗，不要自行停药或调整药物。
- □ 若使用当前的治疗方案后并未改善，建议及时就医明确原因，进一步优化治疗方案。

□ 抗炎治疗的患者,特别是使用糖皮质激素滴眼液的患者,须定期复查,监测眼压,警惕糖皮质激素引起的不良反应。

□ 在医生指导下进行睑缘清洁治疗,选择具有抗炎、抗菌、除螨虫作用的眼部专业湿巾及清洗液常规清洁睑缘。

□ 睑板腺功能障碍的患者,应遵医嘱进行对应的物理治疗,在家使用热毛巾、热敷眼罩、加热蒸汽眼罩等家庭热敷用品进行热敷熏蒸,建议热敷时温度达到40~45℃,保持10~15分钟。也可前往眼科应用专业的眼部睑板腺按摩、熏蒸设备进行定期治疗。

□ 强脉冲光治疗期间需要注意皮肤保湿、防晒,按照医嘱完成相应的治疗疗程。

□ 使用治疗性角膜接触镜的患者,须严格按期复查并遵医嘱用药,密切关注角膜损伤情况。

● **急症处理**

□ 佩戴隐形眼镜的干眼病患者,如出现眼红、流泪、分泌物增多现象,应停止佩戴,如症状持续加重,及时到医院就诊。

□ 如出现突然症状加重或者视力下降,及时到医院就诊。

其他指导建议

_____

_____

_____

_____

_____

_____

_____

医生/指导人员签名:　　　　咨询电话:　　　　日期:　　　年　　月　　日

干眼病患者健康教育处方使用说明

★使用对象:干眼病患者。

★使用方法

1. 本处方不能替代医务人员开具的医疗处方,主要用于患者健康生活方式指导。

2. 医务人员应结合患者的病情、健康危险因素等,提供有针对性的健康指导。

胃食管反流病患者健康教育处方（2024 年版）

姓名：　　　　性别：　　　　年龄：　　　　诊断：

　　胃食管反流病是一种常见的消化道疾病,指胃十二指肠内容物反流入食管引起反酸、烧心等症状,反流也可引起口腔、咽喉、气道等食管邻近的组织损害,出现哮喘、慢性咳嗽、特发性肺纤维化、声嘶、咽喉炎和酸蚀症等。

　　胃食管反流病与胃酸、胃蛋白酶及胆汁等反流物刺激食管有直接关系,很多因素可导致食管下括约肌功能障碍,进而导致异常反流。如贲门切除术后、食管裂孔疝、腹内压增高(妊娠、肥胖、腹水等)均可导致食管下括约肌结构受损;某些激素(如缩胆囊素、胰高血糖素、血管活性肠肽等)、食物(如高脂肪食物、巧克力等)、药物(如钙通道阻滞剂、地西泮等)可导致食管下括约肌结构功能异常;某些引起食管蠕动异常或唾液分泌异常的疾病,可导致食管清除反流物的功能降低;长期吸烟、饮酒及进食刺激性食物等可使食管黏膜抵御反流物损害的能力下降。

　　改善生活方式是治疗胃食管反流病的基础,应树立治疗信心,控制诱发因素,配合药物、手术等治疗方式,预防复发和并发症,改善生活质量。

健康指导建议（请关注"□"中打"✔"条目）

●健康生活方式

□ 保持适宜体重,体质指数(BMI)达到 $18.5kg/m^2$ 且低于 $24kg/m^2$(65 岁以上老年人可适当增加);男性腰围 <85cm,女性腰围 <80cm。

□ 睡觉时抬高床头,一般床头抬高 15°~20°,以减少反流发生。

□ 睡前 3 小时不再进食。

□ 避免饮食过多、过快、过饱。

□ 避免辛辣刺激食物。

□ 不吸烟(吸烟者戒烟),避免接触二手烟。

□ 限制饮酒或不饮酒。

□ 避免降低食管下括约肌压力的食物,如浓茶、咖啡、可乐、巧克力等。

□ 避免使用降低食管下括约肌压力和影响胃排空的药物,如硝酸甘油、抗胆碱能药物、茶碱、钙通道阻滞剂等。

□ 减少引起腹压增高的因素,如肥胖、便秘,避免穿紧身衣、长时间弯腰劳作等。

□ 积极治疗便秘、慢性咳嗽等可诱发腹压增加的疾病。

□ 在医生指导下进行适量运动,以不引起不适为宜。

□ 胃食管反流病病情容易出现慢性迁延反复,应建立战胜疾病的信心,保持心情舒畅、情绪稳定,减轻精神压力。

●治疗与康复

□ 遵医嘱足量足疗程治疗,不能随意自行减药、停药或调整药物。

□ 需要坚持长期治疗。

□ 在医生指导下定期复查,评估症状复发情况、对抑酸药物的治疗反应、生活方式改善情况;进行体格检查,如血压、心率、心律、身高、体重、腰围等。

□ 进行内镜检查作为辅助检查。

●**急症处理**

□ 如病情加重,尤其是出现下列情况,应尽快到医院就诊:

1. 进行性吞咽困难、吞咽疼痛、体重明显减轻、贫血、呕血或黑便等。

2. 其他严重情况。

其他指导建议

_____

_____

_____

_____

_____

_____

_____

医生/指导人员签名:　　　　咨询电话:　　　　日期:　　年　　月　　日

胃食管反流病患者健康教育处方使用说明

★**使用对象**:胃食管反流病患者。

★**使用方法**

1. 本处方不能替代医务人员开具的医疗处方,主要用于患者健康生活方式指导。

2. 医务人员应结合患者的病情、健康危险因素等,提供有针对性的健康指导。

腰椎间盘突出症患者健康教育处方（2024年版）

姓名：　　　　　性别：　　　　　年龄：　　　　　诊断：

　　腰椎间盘突出症是在腰椎间盘退变的病理基础上，由突出的椎间盘组织刺激和/或压迫神经根、马尾神经所导致的疾病，可表现为腰痛、下肢放射痛、下肢麻木、下肢无力，甚至大小便功能障碍等。腰椎间盘突出症是引起腰腿痛的常见原因之一。保守治疗和手术治疗都是以缓解症状为目的。大部分患者经保守治疗，可缓解症状、改善功能，少数患者需手术治疗。

　　随着社会发展和生活方式的改变，腰椎间盘突出症的发病率呈现逐渐上升的趋势，且患者趋于年轻化。重体力劳动、久坐久蹲、长期驾驶等造成的积累性损伤是腰椎间盘突出症的可能诱发因素，妊娠、肥胖、吸烟等也是危险因素。

　　采取健康生活方式，增强自我保护意识，避免不良姿势，积极治疗，有利于身体康复，改善生活质量。

健康指导建议（请关注"□"中打"✔"条目）

●健康生活方式

□ 保持正确坐姿，避免久坐。

□ 如需久坐或久站，则应经常更换体位，可在工作间隙多次起身活动。

□ 避免过长时间开车。

□ 避免腰部过度旋转和弯腰的动作。

□ 在长时间高强度工作或进行会加重脊柱负荷的工作时，可佩戴腰部护具，并注意定时放松。

□ 尽量避免搬重物。搬动重物时应下蹲，膝关节屈曲，将物体尽量靠近身体。

□ 保持适宜体重，体质指数（BMI）达到 $18.5kg/m^2$ 且低于 $24kg/m^2$（65岁以上老年人可适当增加）；男性腰围 <85cm，女性腰围 <80cm。

□ 食物多样，多吃新鲜蔬菜、水果、奶类、豆制品，适量吃鱼、禽、蛋、瘦肉。

□ 不吸烟（吸烟者戒烟），避免接触二手烟。

□ 限制饮酒或不饮酒。

□ 避免过度劳累，规律作息，保证睡眠充足。

□ 保持心情舒畅、情绪稳定，减轻精神压力。

●治疗与康复

□ 无显著神经功能障碍的患者，一般推荐保守治疗的时间为 6~12 周。

□ 疼痛严重需卧床休息的患者，在症状缓解后尽早恢复适度的正常活动，同时须注意日常活动姿势，避免扭转、屈曲及过量负重。

□ 采用药物治疗的患者，遵医嘱用药。

□ 在康复专业人员的指导下，进行针对性、个体化的运动治疗。

□ 牵引治疗应在康复专业人员的指导下进行。

□ 可在专业人员的指导下,根据病情酌情选择手法治疗、针灸、中药治疗等。

□ 下述情况可作为手术适应证,具体情况遵医嘱综合考虑。

　　1. 病史超过6个月,经规范保守治疗无效,或保守治疗过程中症状加重或反复发作。

　　2. 疼痛剧烈,或处于强迫体位,严重影响工作或生活。

　　3. 出现单根神经麻痹或马尾神经麻痹,表现为肌肉瘫痪或出现大小便功能障碍。

□ 术后康复应根据病情评定结果,在医生指导下合理进行。

●急症处理

□ 如病情加重,尤其是出现下列情况,应尽快到医院就诊。

　　1. 会阴部感觉障碍(如麻木、针刺感等)、排便无力、大小便失禁等。

　　2. 严重的或进行性下肢肌肉力量减弱。

　　3. 其他严重情况。

其他指导建议

医生/指导人员签名:　　　　咨询电话:　　　　日期:　　年　月　日

腰椎间盘突出症患者健康教育处方使用说明

★使用对象:腰椎间盘突出症患者。

★使用方法

1. 本处方不能替代医务人员开具的医疗处方,主要用于患者健康生活方式指导。

2. 医务人员应结合患者的病情、健康危险因素等,提供有针对性的健康指导。

脊髓型颈椎病患者健康教育处方（2024年版）

姓名：　　　　　性别：　　　　　年龄：　　　　　诊断：

　　脊髓型颈椎病是在颈椎老化和退变的基础上出现脊髓压迫所导致的疾病。颈椎间盘突出、颈椎骨内韧带增厚、骨质增生、椎管狭窄等都是脊髓压迫的主要原因。主要的症状包括四肢麻木、无力、步态不稳、大小便功能障碍等。

　　脊髓型颈椎病是颈椎病分型中最为严重的一种类型，保守治疗效果较差，主要采取手术治疗。

　　采取健康生活方式，增强自我保护意识，避免不良姿势，积极规范治疗，有利于颈椎健康，改善生活质量。

健康指导建议（请关注"□"中打"✔"条目）

●健康生活方式

- □ 避免长时间低头。
- □ 长时间伏案工作或学习时，定时活动，做颈部伸展、旋转运动。
- □ 加强锻炼，以增强颈部肌肉的力量和提升颈椎灵活性。
- □ 使用手机、平板、电脑等电子设备，注意避免长时间固定姿势。
- □ 在运动或日常活动中要注意保护颈部，避免颈部剧烈扭动或撞击。
- □ 吸烟可影响血液循环，对颈椎健康不利。
- □ 保证饮食中有足够的钙、磷、维生素 D 等营养成分，有助于骨骼健康。

●治疗与康复

- □ 经常感到颈肩部不适的人群建议及时到医院进行颈椎检查。
- □ 脊髓型颈椎病保守治疗一般效果较差，一旦确诊均应高度重视，遵照医生意见考虑是否采用手术治疗。
- □ 采用药物治疗的患者，遵医嘱用药。
- □ 如患有骨质疏松、风湿性疾病等，应及时治疗，以减少对颈椎的影响。
- □ 根据病情酌情选择理疗、针灸等治疗。
- □ 下述情况可作为手术适应证，具体情况遵医嘱综合考虑。
  1. 经规范保守治疗无效，或保守治疗过程中症状加重。
  2. 磁共振检查提示脊髓严重受压，颈脊髓有信号改变。
  3. 出现严重的神经功能障碍表现，包括肢体的活动受限、肌肉萎缩、步态不稳、大小便功能障碍等。
- □ 术后康复应根据病情评估结果，在医生指导下合理进行。

●急症处理

- □ 如病情加重，尤其是出现下列情况，应尽快到医院就诊。

1. 肢体疼痛、麻木、无力症状急速加重。
2. 出现四肢活动受限、肌肉萎缩或大小便功能障碍。
3. 颈部外伤后出现肢体麻木、无力症状。

其他指导建议

_____

_____

_____

_____

_____

_____

_____

医生/指导人员签名：　　　咨询电话：　　　日期：　　年　　月　　日

脊髓型颈椎病患者健康教育处方使用说明

★使用对象：脊髓型颈椎病患者。

★使用方法

1. 本处方不能替代医务人员开具的医疗处方,主要用于患者健康生活方式指导。
2. 医务人员应结合患者的病情、健康危险因素等,提供有针对性的健康指导。

神经根型颈椎病患者健康教育处方（2024年版）

姓名：　　　　　性别：　　　　　年龄：　　　　　诊断：

神经根型颈椎病是由于颈椎间盘突出、骨质增生等原因压迫颈神经根导致的疾病，表现为上肢疼痛、麻木、感觉异常或运动功能障碍等。容易导致神经根型颈椎病的因素包括：长时间伏案工作、长时间低头使用手机等电子产品、长期颈部固定姿势、颈椎急慢性损伤等。神经根型颈椎病首选药物、理疗、牵引等保守治疗方法。保守治疗效果不佳者，考虑手术治疗。

采取健康生活方式，增强自我保护意识，避免不良姿势，积极治疗，有利于身体健康，改善生活质量。

健康指导建议（请关注"□"中打"✔"条目）

●健康生活方式

□ 避免长时间固定低头姿势。
□ 长期颈部固定姿势的患者，应经常变换颈部姿势。
□ 游泳等颈肩部肌肉力量锻炼，可增强颈椎稳定性。
□ 寒冷环境注意颈部保暖。
□ 选用高度适宜的枕头。
□ 不吸烟（吸烟者戒烟）。

●治疗与康复

□ 保守治疗期间，佩戴颈托持续时间勿超过2周，卧床休息时取下颈托。
□ 遵医嘱用药。
□ 牵引治疗、按摩、理疗等应由专业医生实施。
□ 不宜进行推拿、大重量牵引。
□ 上肢功能障碍者，进行上肢康复训练。
□ 手术后佩戴颈托期间，避免跌倒。

●急症处理

□ 出现上肢疼痛或麻木急性加重、上肢运动障碍等情况，应尽快到医院就诊。

其他指导建议

_____

_____

_____

_____

_____

_____

医生/指导人员签名：　　　　咨询电话：　　　　日期：　　年　　月　　日

神经根型颈椎病患者健康教育处方使用说明

★使用对象:神经根型颈椎病患者。

★使用方法

1. 本处方不能替代医务人员开具的医疗处方,主要用于患者健康生活方式指导。

2. 医务人员应结合患者的病情、健康危险因素等,提供有针对性的健康指导。

肩周炎患者健康教育处方（2024年版）

姓名：　　　　　性别：　　　　　年龄：　　　　　诊断：

肩周炎又称"粘连性肩关节囊炎"，是原发性肩关节僵硬，病因尚未明确，指在没有明确的肩部伤病情况下，出现肩关节疼痛及主、被动活动显著受限。继发性肩关节僵硬是指继发于肩关节外伤、手术或其他明确肩部疾患，肩关节出现疼痛及主、被动活动受限。甲状腺疾病、肺部疾病、缺血性心脏病、糖尿病、高脂血症、帕金森病、精神障碍等患者，较一般人群更易患肩周炎。

肩周炎在一般人群中的发病率为2%~5%，好发年龄为40~60岁，民间俗称"五十肩"，女性高于男性。其特征是肩部疼痛和肩关节活动障碍逐渐加剧，经数月至数年，功能慢慢恢复，大部分人最后可痊愈；但在整个病程以及一部分患者的最终恢复状况中，可能出现肩部功能严重受限，甚至影响生活自理。

生活中避免肩部外伤，避免不良姿势、过度劳损，可减少肩周炎的发生。采取健康的生活和运动方式，积极治疗和康复，有助于减轻症状、加速康复，改善生活质量。

健康指导建议（请关注"□"中打"✔"条目）

●健康生活方式

□ 避免过度劳累，规律作息，保证睡眠充足。

□ 避免肩部遭受长时间、高负荷、重复性的动作劳损，如需长时间用肩部工作，可在工作间隙多次休息、放松按摩肩部。

□ 避免过长时间伏案工作、俯卧或枕肩睡眠等不良姿势。

□ 避免肩部过度负重锻炼，尤其是过度旋转和牵拉的动作。

□ 避免肩部受寒冷刺激，注意肩部保暖。

□ 避免肩部受伤，尽量减少提或搬重物。

●治疗与康复

□ 平时适当进行温和的肩部锻炼，比如爬墙法、同心圆甩肩法等，肩部锻炼要根据个人情况循序渐进。

□ 疼痛严重、肩关节活动明显受限时，可遵医嘱口服非甾体类消炎止痛药，也可以进行物理治疗。

□ 针灸、按摩、推拿、贴敷、熏洗等中医药治疗，可改善肩部不适。

□ 其他规范保守治疗无效的情况下，可行关节腔局部封闭注射治疗。

□ 病程较长且保守治疗无效的情况下，患者可以选择麻醉下手法复位或关节镜下松解术等手术治疗。

□ 下述情况可作为手术适应证，具体情况遵医嘱综合考虑。

1. 病史超过6个月，经规范保守治疗无效。

2. 肩部疼痛剧烈,或处于强迫体位,严重影响工作或生活。

☐ 术前或术后,均应在康复医学专业人员的指导下,进行针对性、个体化的运动康复治疗。

☐ 颈椎病、心脏病、肩袖损伤等也可引起肩部疼痛,应积极鉴别和治疗相关疾病。

●急症处理

☐ 如病情加重,尤其是出现下列情况,应尽快到医院就诊。

1. 突发肩部剧烈疼痛、活动障碍等。

2. 其他严重情况。

其他指导建议

_____

_____

_____

_____

_____

_____

_____

医生 / 指导人员签名:　　　　咨询电话:　　　　日期:　　　年　　月　　日

肩周炎患者健康教育处方使用说明

★使用对象:肩周炎患者。

★使用方法

1. 本处方不能替代医务人员开具的医疗处方,主要用于患者健康生活方式指导。

2. 医务人员应结合患者的病情、健康危险因素等,提供有针对性的健康指导。

肩袖损伤患者健康教育处方（2024 年版）

姓名：　　　　性别：　　　　年龄：　　　　诊断：

肩袖是由冈上肌、冈下肌、小圆肌和肩胛下肌四块肌肉的肌腱部分所组成的肩关节稳定结构。这些肌腱像袖子一样包裹着肩部肱骨头的大部分，因此得名"肩袖"。肩袖的主要功能是维持肩关节的稳定性并协同完成肩关节的正常活动，如抬举、旋转等。

随着年龄的增长，肌肉和肌腱会发生老化，脆性增加，长期活动将导致磨损；肩关节受到直接撞击、反复过度使用肩关节（如举重、游泳、打羽毛球等）或不恰当的运动方式，都可能导致肩袖肌腱的部分或全层撕裂，引起肩关节疼痛、活动受限等症状，称为"肩袖损伤"。

肩袖损伤如果早期不能规范治疗，会导致损伤进一步加重，产生严重功能障碍，甚至带来长期不良影响。

采取健康的生活和运动方式，积极进行治疗和康复，有助于减轻症状、加速康复，改善生活质量。

健康指导建议（请关注"□"中打"✔"条目）

●健康生活方式

- □ 无论站立、坐着还是行走，均保持正确的姿势。
- □ 避免长时间拎重物或用猛劲提拉、拖拽、推举重物。
- □ 注意保暖。
- □ 运动前做好热身。
- □ 加强肩关节周围肌肉训练。
- □ 避免长时间重复某个动作，特别是过肩运动，如打羽毛球、举重等。
- □ 通过哑铃举重、弹力带拉伸等训练，加强肩部肌肉的力量和稳定性；注意循序渐进、避免损伤。
- □ 在进行高风险活动时，注意安全防护，避免意外摔伤。
- □ 睡觉时防止空调或风扇直吹。
- □ 出现肩关节疼痛时及时就诊。

●治疗与康复

- □ 进行肩关节 MRI 平扫或彩超检查，明确肩袖损伤程度。
- □ 急性外伤导致的肩袖损伤建议使用支具固定制动。
- □ 睡觉时避免受损肩关节受压可减轻肩关节疼痛。
- □ 疼痛严重、肩关节活动明显受限时，可遵医嘱口服非甾体类消炎止痛药，也可以进行物理治疗。
- □ 在康复医学专业人员的指导下，进行针对性、个体化的运动康复治疗。
- □ 接受保守治疗的患者，6 个月后建议再次检查评估肩袖损伤变化情况。

□ 下述情况可作为手术适应证,具体情况遵医嘱综合考虑。

　　1. 病程超过6个月,经规范保守治疗无效,或保守治疗过程中症状加重或反复发作。

　　2. 急性外伤导致的肩袖全层撕裂。

　　3. 复查磁共振或彩超,发现撕裂程度持续加重。

□ 术后康复应根据病情评定结果,在医生指导下合理进行。

□ 颈椎病、心脏病、肩周炎等也可引起肩部疼痛,应积极鉴别和治疗相关疾病。

其他指导建议

_____

_____

_____

_____

_____

_____

_____

医生/指导人员签名:　　　　咨询电话:　　　　日期:　　年　　月　　日

肩袖损伤患者健康教育处方使用说明

★使用对象:肩袖损伤患者。

★使用方法

　　1. 本处方不能替代医务人员开具的医疗处方,主要用于患者健康生活方式指导。

　　2. 医务人员应结合患者的病情、健康危险因素等,提供有针对性的健康指导。

网球肘(肱骨外上髁炎)患者健康教育处方(2024 年版)

姓名： 性别： 年龄： 诊断：

  网球肘又称肱骨外上髁炎,是桡侧腕短伸肌在肱骨外上髁的肌腱附着点出现肌腱病变的一种疾病。主要表现为肘关节外侧疼痛不适,也可延伸到前臂后部,在用力抓握或伸腕时疼痛明显。网球肘的发生,通常是由于前臂伸肌重复用力反复刺激和慢性牵拉导致。

  网球肘是骨科门诊最常见的疾病之一,发病率非常高。因为最早在网球运动员中发现而得名,但并非只有打网球才会出现。长期反复的前臂伸展动作,特别是用力伸腕动作容易诱发网球肘。主要危险因素包括:打网球,羽毛球,拧瓶盖,毛巾,做家务,提重物等。

  绝大部分网球肘患者经保守治疗可治愈,少数患者可能会反复发作,长期保守治疗无效者可行手术治疗。

  采取健康生活方式,积极治疗和康复,有助于减轻症状、加速康复,改善生活质量。

健康指导建议(请关注"□"中打"✓"条目)

●健康生活方式

□ 避免前臂伸肌群反复用力的动作,注意劳逸结合。

□ 网球或羽毛球爱好者建议纠正可能的错误击球动作,调整握拍方式,选择合适重量的球拍以及调整正确的球拍弦张力。

□ 佩戴腕肘关节护具对预防网球肘有帮助。

□ 一旦出现肘关节外侧疼痛不适症状,应立即停止做诱发疼痛的动作(伸展前臂和伸腕动作)。

●治疗与康复

□ 初次起病可选择休息制动,避免引起疼痛的动作,佩戴腕肘关节护具,限制伸腕动作,直到疼痛消失。起病1周内可以在肘关节外侧冰敷缓解症状(4次/天,10分钟/次)。冰敷时可用毛巾包裹,避免冻伤皮肤。

□ 红外线、射频、拔火罐、体外冲击波等理疗方式可以改善局部血运,加速症状缓解。

□ 急性疼痛消失后可在正规康复师指导下,适当进行前臂伸肌群肌肉的牵拉训练,避免疾病复发。

□ 症状持续不缓解可到医院就诊。

●急症处理

□ 网球肘急症的发生率不高,如病情加重,应尽快到医院就诊。

 1. 予以口服非甾体类消炎镇痛药或局部封闭注射治疗可快速缓解症状。

 2. 进一步检查排除其他合并疾病的可能。

其他指导建议

_____

_____

_____

_____

_____

_____

_____

医生/指导人员签名： 咨询电话： 日期： 年 月 日

网球肘(肱骨外上髁炎)患者健康教育处方使用说明

★**使用对象**：网球肘(肱骨外上髁炎)患者。

★**使用方法**

1. 本处方不能替代医务人员开具的医疗处方，主要用于患者健康生活方式指导。

2. 医务人员应结合患者的病情、健康危险因素等，提供有针对性的健康指导。

膝关节半月板损伤患者健康教育处方(2024年版)

姓名：　　　　　性别：　　　　　年龄：　　　　　诊断：

    膝关节半月板损伤主要表现为膝关节内外侧间隙疼痛,可伴有膝关节弹响、卡顿、肿胀等症状,不规范治疗可能影响膝关节功能或导致半月板磨损加速。半月板损伤可分为急性损伤和慢性损伤,急性损伤通常由外伤或运动导致,而慢性损伤则由半月板长期磨损造成。

    半月板损伤可根据病史、症状及体格检查初步判断,膝关节磁共振检查是明确诊断的最佳方式。半月板损伤程度分为3度,Ⅰ度、Ⅱ度通常采用保守治疗,Ⅲ度半月板损伤又称半月板撕裂,通常建议行微创膝关节镜手术。

    采取健康生活方式,增强自我保护意识,积极治疗,有利于身体康复,改善生活质量。

健康指导建议(请关注"□"中打"✔"条目)

●健康生活方式

- □ 保持适宜体重:体重越大,膝关节半月板受到的力越大,受损伤的概率越大。体质指数(BMI)达到 18.5kg/m² 且低于 24kg/m²(65 岁以上老年人可适当增加);男性腰围 <85cm,女性腰围 <80cm。
- □ 避免反复的蹲起、上下楼、爬山等。
- □ 加强腿部肌肉力量训练,提高关节稳定性,避免损伤的发生。
- □ 及时治疗膝关节韧带损伤等其他膝关节伤病。
- □ 运动前须充分热身,进行高强度运动时建议佩戴护膝,在运动中要尽量减少膝关节在半屈状态下的扭转动作。

●治疗与康复

- □ Ⅰ度、Ⅱ度半月板损伤可保守治疗、定期复诊。
- □ Ⅲ度半月板损伤建议及时就诊,在专科医生指导下行保守治疗 4~6 周(包括佩戴护具、限制活动、限制负重、避免剧烈运动、避免反复蹲起、药物治疗及理疗等),保守治疗效果不佳则建议手术。
- □ 在康复医学专业人员的指导下,进行针对性、个体化的运动治疗。
- □ 术后应根据半月板损伤类型、部位、手术方式,在专科医生指导下合理进行康复训练。

●急症处理

- □ 出现膝关节急性疼痛或卡顿症状,应尽快到医院就诊。

其他指导建议

_____

_____

_____

_____

_____

_____

医生/指导人员签名：　　　咨询电话：　　　日期：　　年　月　日

膝关节半月板损伤患者健康教育处方使用说明

★使用对象:膝关节半月板损伤患者。

★使用方法

　1. 本处方不能替代医务人员开具的医疗处方,主要用于患者健康生活方式指导。

　2. 医务人员应结合患者的病情、健康危险因素等,提供有针对性的健康指导。

踝关节外侧韧带损伤患者健康教育处方(2024年版)

姓名:　　　　　性别:　　　　　年龄:　　　　　诊断:

　　踝关节外侧韧带损伤是足部内翻、足底朝向另一只脚扭转、踝关节外侧韧带过度拉伸导致的损伤,是最常见的踝关节扭伤类型。临床表现为:足踝外侧局部疼痛、压痛、肿胀及瘀青。踝关节外侧韧带包括距腓前韧带、距腓后韧带、跟腓韧带共3条韧带,其中最容易损伤的是距腓前韧带。

　　踝关节外侧韧带损伤十分常见,尤其在跑、跳运动中扭伤、跌倒时容易发生。大部分初次损伤的患者经保守治疗,可获得良好的功能恢复。少数患者需手术治疗。

　　运动强度过大、踝关节周围肌肉力量薄弱、对轻微损伤的忽视等因素,是踝关节外侧韧带损伤的常见危险因素。

　　采取健康生活方式,科学运动,加强运动损伤的防护,积极治疗初次损伤,有利于踝关节功能恢复,改善生活质量。

健康指导建议(请关注"□"中打"✔"条目)

●健康生活方式

□ 运动前充分热身,运动后进行适度拉伸。
□ 根据身体条件选择合适的运动项目,减少不必要的腾空、跳跃、折返等。
□ 加强踝关节稳定性和肌肉力量训练。
□ 必要时提前做好踝关节保护,如使用护踝、弹力绷带、肌内效贴等。
□ 出现踝关节扭伤或不适时,应立即停止运动,切勿带伤运动。
□ 超重者要减轻体重,超低体重者要增重。避免BMI过高或过低。体质指数(BMI)达到 $18.5kg/m^2$ 且低于 $24kg/m^2$(65岁以上老年人可适当增加);男性腰围 <85cm,女性腰围 <80cm。
□ 穿着舒适合脚的运动鞋,女性避免穿高跟鞋。

●治疗与康复

□ 早期处理的关键是制动,根据受伤程度佩戴踝关节支具或护踝固定保护2~4周。
□ 休息、冰敷、加压、抬高可缓解扭伤早期症状。
□ 伤后2~4周内使用非甾体抗炎药减轻疼痛肿胀。
□ 存在明显的肿胀、疼痛或踝关节畸形时须及时就医行影像学检查,排除骨折等其他伤病可能。
□ 受伤4周后可在康复医学专业人员的指导下,进行针对性、个体化的运动治疗、手法治疗。
□ 下述情况可作为手术适应证,具体情况遵医嘱综合考虑。
　1. 踝关节短时间内反复多次扭伤。

2. 职业运动员。

□ 术后应根据病情评定结果,在医生指导下合理进行康复训练。

●**急症处理**

□ 如病情加重,尤其是出现下列情况,应尽快到医院就诊。

1. 踝关节肿胀加重,出现足部麻木、皮肤苍白等情况。

2. 踝关节出现明显畸形。

其他指导建议

_____

_____

_____

_____

_____

_____

_____

医生 / 指导人员签名:　　　　咨询电话:　　　　日期:　　　年　　月　　日

踝关节外侧韧带损伤患者健康教育处方使用说明

★使用对象:踝关节外侧韧带损伤患者。

★使用方法

1. 本处方不能替代医务人员开具的医疗处方,主要用于患者健康生活方式指导。

2. 医务人员应结合患者的病情、健康危险因素等,提供有针对性的健康指导。

成人肥胖症患者健康教育处方（2024年版）

姓名：　　　　　性别：　　　　　年龄：　　　　　诊断：

肥胖症是人体脂肪积聚过多或分布异常、达到危害健康程度的一种慢性代谢性疾病，分为单纯性肥胖和继发性肥胖。

成人体质指数（BMI）≥28kg/m² 判定为肥胖；成年男性腰围≥90cm，成年女性腰围≥85cm 可诊断为向心性肥胖（腹型肥胖）。肥胖发生的根本原因是机体的能量摄入大于能量消耗，从而导致多余的能量以脂肪的形式在体内贮存。

肥胖不但导致较高的过早死亡风险，还与 2 型糖尿病、脑卒中、冠心病、高血压、呼吸系统疾病、骨关节炎、胆结石及多种肿瘤的发生相关。

不健康饮食、身体活动不足、睡眠不足、紧张压力等是肥胖的主要危险因素。采取健康生活方式，定期监测体质指数变化，积极干预，有助于保持健康体重，改善生活质量。

健康指导建议（请关注"□"中打"✔"条目）

●健康生活方式

□ 控制每天摄入总能量，可根据减重目标，在现有能量摄入基础上，每天减少 500kcal 的能量摄入。

□ 保持适宜体重，体质指数（BMI）达到 18.5kg/m² 且低于 24kg/m²（65 岁以上老年人可适当增加）；男性腰围 <85cm，女性腰围 <80cm。

□ 每日的食物包括谷薯类、新鲜蔬菜水果类、畜禽鱼蛋奶类、大豆坚果类。平均每日摄入 12 种以上食物，每周 25 种以上。

□ 合理安排一日三餐，定时定量、不暴饮暴食、不漏餐。

□ 每日烹调油用量不超过 25g。少吃油炸食品，少用煎、炸等烹饪方法。

□ 每日摄入适量的谷类食物，包括糙米、燕麦、小米、荞麦、玉米等和红小豆、绿豆、芸豆、花豆等杂豆类。

□ 每日摄入新鲜蔬菜不少于 500g，深色蔬菜（油菜、芥菜等）占一半。

□ 每日摄入新鲜水果 200~300g，不用果汁代替新鲜水果。

□ 蛋白质摄入占每日总能量的 15%~25%，每日摄入 150~250g 鱼、禽、蛋、瘦肉。摄入脱脂或低脂奶及奶制品（相当于每天 300mL 以上液态奶），增加鱼类摄入量和豆制品（豆腐、豆浆等）的摄入。

□ 不喝含糖饮料。

□ 每日食盐摄入量不超过 5g。

□ 不吸烟（吸烟者戒烟），避免接触二手烟。

□ 限制饮酒或不饮酒。

□ 使用小碗盛饭，控制进食速度。

□ 日常生活中保持充足的身体活动，如步行、骑车、做家务等。

□ 循序渐进,适量运动,以有氧耐力运动为主,结合自重与负荷力量抗阻训练。每周累计运动时间不少于 250~300 分钟,每周 5~7 天,运动间隔不宜超过 2 天;抗阻运动以小重量、低强度、多组数为佳,每周 2~3 次。

□ 睡眠充足,作息规律,养成早睡早起、不熬夜的好习惯。

□ 培养积极心态,主动及时进行心理调整,积极缓解紧张情绪和压力,避免情绪性进食。

□ 避免减重速度过快,以 3~6 个月减少初始体重的 5%~7% 为宜。

●治疗与康复

□ 健康生活方式是最好的可持续良方。在医生指导下调整饮食、运动、睡眠等生活方式。

□ 对任何程度生活方式干预均无效的患者可选择医学治疗,如药物或手术治疗,但仍应坚持生活方式干预。

□ 定期接受健康管理服务。遵医嘱定期监测体重和体质指数(BMI)变化,体重变化过快时应及时就医。

□ 出现血压、血脂、血糖、肝功能异常,应及时到医院就诊。

□ 减重成功后,依然要保持饮食、运动等健康生活方式,防止体重反弹。

●急症处理

□ 出现下列情况,应尽快到医院就诊。

1. 如果运动中出现心跳异常或晕倒,应及时送医院抢救。

2. 出现严重打鼾或睡眠呼吸暂停,须及时就医。

3. 出现其他严重情况。

其他指导建议

_____

_____

_____

_____

医生 / 指导人员签名:　　　咨询电话:　　　日期:　　年　　月　　日

成人肥胖症患者健康教育处方使用说明

★使用对象:成人肥胖症患者。

★使用方法

1. 本处方不能替代医务人员开具的医疗处方,主要用于患者健康生活方式指导。

2. 医务人员应结合患者的病情、健康危险因素等,提供有针对性的健康指导。

高尿酸血症患者健康教育处方（2024 年版）

姓名：　　　　　性别：　　　　　年龄：　　　　　诊断：

  高尿酸血症是由尿酸盐生成过量和/或肾脏尿酸排泄减少，或两者共同存在而引起的代谢性疾病。正常膳食状态下，非同日 2 次检测空腹血尿酸水平 >420μmol/L，即可诊断为高尿酸血症。高尿酸血症的患者，血尿酸波动性或持续性增高，5%~12% 的患者最终发展为痛风，出现反复发作的痛风性关节炎、间质性肾炎和痛风石形成。严重者可出现急性尿酸盐肾病、慢性尿酸盐肾病、尿酸性尿路结石、肾功能不全或伴发关节畸形，并会增加糖尿病、高血压、冠心病、脑卒中等疾病的发生风险。

  高尿酸血症的危险因素主要包括久坐、高嘌呤高脂饮食、肥胖、代谢异常性疾病（如糖代谢异常、血脂异常、代谢相关脂肪性肝病等）、心脑血管疾病等。

  高尿酸血症是一种终身性疾病，建议所有高尿酸血症和痛风患者知晓并终身关注血尿酸水平的影响因素，将血尿酸水平控制在 240~420μmol/L，为此可能需要长期甚至终身服用降尿酸药物。高尿酸血症患者需早期识别并积极治疗，采取健康生活方式，积极锻炼，均衡营养，定期复诊，有利于延缓高尿酸血症的发展，提高患者的生活质量。

健康指导建议（请关注"□"中打"✔"条目）

●健康生活方式

□ 限制嘌呤摄入。应尽量避免食用动物内脏、鱼虾蟹贝类海产品、浓肉汤、酒类等。

□ 限制果糖摄入，如鲜榨果汁及含糖饮料（尤其是添加果葡糖浆的食物）、果脯蜜饯等。

□ 限制饮酒或不饮酒（包括含酒精成分的饮料）。急性痛风发作、药物控制不佳或慢性痛风性关节炎患者不应饮酒。

□ 足量饮水。在心功能、肾功能正常情况下每天建议饮水 2 000~3 000mL。尽量维持每天尿量大于 2 000mL。优先选用白开水，可适量饮用咖啡（不加糖和奶精）、淡茶水或柠檬水等，避免过量饮用浓茶、浓咖啡等，避免饮用生冷饮品。

□ 食物多样。坚持以植物性食物为主、动物性食物适量的膳食模式。每天保证谷薯类、蔬菜和水果、畜禽鱼蛋奶、大豆和坚果的摄入，食物品种平均每天应不少于 12 种，每周不少于 25 种。

□ 适当增加全谷物食物的摄入，每天全谷物食物不低于主食量的 30%，膳食纤维摄入量达到 25~30g。

□ 蔬奶充足。每天新鲜蔬菜摄入不少于 500g，深色蔬菜（如紫甘蓝、胡萝卜）应当占一半以上，每天水果摄入量 200~350g；鼓励每天摄入 300mL 以上或相当量的奶及奶制品。

□ 适量运动。在医生指导下，根据自己的身体情况，选择低至中等强度的有氧运动及对关节冲击力小或无的慢跑、走路、骑自行车、太极拳、八段锦、游泳等运动，每周运动 4~7 次，每次 30~60 分钟，并适量进行力量和柔韧性练习，避免剧烈运动。运动期间或运动后，应及时补充水分。痛风急性发作者应避免或减少运动，待疼痛逐渐缓解后，循序渐进地恢复正常活动。

☐ 保持适宜体重,体质指数(BMI)达到 18.5kg/m² 且低于 24kg/m²(65 岁以上老年人可适当增加);男性腰围 <85cm,女性腰围 <80cm。

☐ 超重或肥胖者控制每日摄入总能量,可根据减重目标,在现有能量摄入基础上,每日减少 500kcal 左右的能量摄入。避免过度节食和减重速度过快,减重以每周减少 0.5~1.0kg 为宜。

☐ 不吸烟(吸烟者戒烟),避免接触二手烟。

☐ 保持心情舒畅、情绪稳定;保证睡眠充足。

●治疗与康复

☐ 高尿酸血症经非药物干预疗效不佳时,可在医生指导下采用药物治疗。

☐ 定期专科门诊复诊,监测血尿酸水平,以控制病情。尤其在放疗或化疗时要严密监测血尿酸水平。

☐ 长期用药者须定期监测肝、肾功能及尿常规等相关指标,确保用药的安全性。应积极进行降压、调脂、减重及改善胰岛素抵抗等综合治疗。

☐ 患有多种慢性疾病的患者,要注意药物间的相互作用和不良反应,优先选择兼有降尿酸作用的药物,尽量避免升尿酸药物。

●急症处理

☐ 出现病情加重,尤其是出现下列症状之一,应尽快到附近有条件的医院进行就诊。

1. 持续尿酸水平升高,突然出现尿量减少、血尿、腹痛、腰痛等症状。
2. 出现与高尿酸血症相关的关节红肿、疼痛等。
3. 出现其他严重情况。

其他指导建议

_____

_____

_____

医生 / 指导人员签名:　　　　咨询电话:　　　　日期:　　　年　　月　　日

高尿酸血症患者健康教育处方使用说明

★使用对象:高尿酸血症患者。

★使用方法

1. 本处方不能替代医务人员开具的医疗处方,主要用于患者健康生活方式指导。
2. 医务人员应结合患者的病情、健康危险因素等,提供有针对性的健康指导。

阻塞性睡眠呼吸暂停低通气综合征患者健康教育处方
（2024 年版）

姓名：　　　　性别：　　　　年龄：　　　　诊断：

　　阻塞性睡眠呼吸暂停低通气综合征是由于气道部分或完全塌陷阻塞导致睡眠时频发呼吸暂停、低通气、缺氧及睡眠结构紊乱的疾病。典型临床表现为睡眠时打鼾，伴反复发生的呼吸暂停、呼吸气流量减低、憋醒；白天困倦、嗜睡，注意力不集中、记忆力下降，易怒、焦虑或抑郁等精神症状。反复缺氧可导致高血压、心脏病、糖尿病等并发症，严重时可诱发心律失常、心肌梗死、脑梗死，甚至猝死，危及生命。

　　本病的危险因素包括超重或肥胖，饮酒、吸烟等不良生活习惯，上气道狭窄（包括鼻腔狭窄和咽腔狭窄），下颌后缩及小颌畸形等。具有家族遗传史、中老年人群，以及女性绝经期后也是致病的危险因素。

　　采取健康生活方式，均衡营养，积极锻炼，针对病因采取手术或综合治疗，定期复诊，有利于缓解症状，减少多器官不可逆性损伤，提高患者的生活质量。

健康指导建议（请关注"□"中打"✔"条目）

●健康生活方式

□ 合理膳食，少吃甜食、油腻食品等高热量食品，多吃粗粮、蔬果等富含纤维素的食物，避免肥胖。

□ 肥胖患者应加强锻炼，如进行慢跑、游泳等有氧运动，减轻体重。

□ 保持适宜体重，体质指数（BMI）达到 $18.5kg/m^2$ 且低于 $24kg/m^2$（65 岁以上老年人可适当增加）；男性腰围 <85cm，女性腰围 <80cm。

□ 避免饮酒。

□ 对于仰卧睡眠时打鼾及呼吸暂停明显者，可采取侧卧位睡眠减轻症状。

□ 吃晚饭不要过晚过饱，少喝浓茶、咖啡、碳酸饮料，避免胃酸反流。

□ 睡前避免服用安眠药。

□ 白天嗜睡严重者，避免开车、高空作业等。

□ 不吸烟（吸烟者戒烟），避免接触二手烟。

□ 积极预防和控制上呼吸道炎症疾病。

●治疗与康复

□ 家属应注意患者夜间鼾声的变化及白天嗜睡的情况。鼾声反复暂停次数增多、时间延长，或白天嗜睡加重均提示患者病情可能恶化或进展，应及时就诊，采取积极的治疗。

□ 手术治疗的患者，术后遵医嘱进行鼻腔、咽部护理。术后 6 个月、1 年复查。

□ 对于舌后坠、下颌后缩的轻症患者，可尝试佩戴口腔矫治器，3 个月、6 个月后复查。

□ 应用呼吸机治疗的患者,应坚持每晚佩戴,按期复诊反馈呼吸机治疗数据,调整参数,保证疗效。

□ 进行口腔肌肉训练。

□ 积极治疗引起睡眠呼吸暂停综合征或使之加重的基础疾病,如高血压、冠心病。

● **急症处理**

□ 出现病情加重,尤其是出现下列症状之一,应尽快到附近有条件的医院进行就诊。

    1. 夜间呼吸暂停时间变长或白天嗜睡加重。

    2. 出现脑梗死、心律失常、心绞痛、呼吸和心跳骤停的情况。

    3. 术后患者出现术区出血、严重肿胀、呼吸不畅等。

其他指导建议

_____

_____

_____

_____

_____

_____

_____

医生 / 指导人员签名:　　　　咨询电话:　　　　日期:　　年　　月　　日

阻塞性睡眠呼吸暂停低通气综合征患者健康教育处方使用说明

★**使用对象**:阻塞性睡眠呼吸暂停低通气综合征患者。

★**使用方法**

    1. 本处方不能替代医务人员开具的医疗处方,主要用于患者健康生活方式指导。

    2. 医务人员应结合患者的病情、健康危险因素等,提供有针对性的健康指导。

二、传染病、寄生虫病和地方病

肺结核患者健康教育处方（2024 年版）

姓名：　　　　　性别：　　　　　年龄：　　　　　诊断：

  肺结核是一种由结核分枝杆菌引起的严重危害健康的慢性传染病，主要通过呼吸道传播。肺结核的主要症状有咳嗽、咳痰，还会伴有痰中带血、午后低热、夜间盗汗、体重减轻、呼吸困难等症状。出现肺结核可疑症状者应及时到当地结核病定点医疗机构就诊。经全程规范治疗，绝大多数肺结核患者可以治愈。如不规范治疗，容易产生耐药结核病。一旦耐药，治愈率低、治疗费用高、社会危害大。

  影响肺结核发病和传播的主要因素包括：与传染性肺结核患者密切接触；出现咳嗽、咳痰 2 周以上等肺结核可疑症状不及时去医院检查；肺结核患者不按医嘱坚持治疗，擅自停药；吸烟；居室环境通风不良；免疫力低下（如高龄、营养不良人群、艾滋病病毒感染者、糖尿病患者等）。

  采取健康生活方式，积极治疗，有助于身体康复，改善生活质量。

健康指导建议（请关注"□"中打"✔"条目）

●健康生活方式

- □ 居家治疗的肺结核患者，应当尽量与家人分室居住，保持居室通风。
- □ 不随地吐痰，痰液吐在有消毒液（如 0.5% 的 84 消毒液）的带盖痰盂里，不方便时可将痰液吐在消毒湿纸巾或密封痰袋里，然后焚烧处理。
- □ 咳嗽、打喷嚏时应当避让他人、掩住口鼻。
- □ 尽量不去集市、商场、车站等人群密集的公共场所。如必须去，应当佩戴口罩。
- □ 如家庭密切接触者出现咳嗽、咳痰 2 周以上等肺结核可疑症状，应及时到医院检查。
- □ 加强营养，多吃奶类、蛋类、瘦肉等高蛋白食物，多吃绿叶蔬菜、水果以及杂粮等食品，不吃辛辣刺激食物。
- □ 不吸烟（吸烟者戒烟）。
- □ 避免接触二手烟。
- □ 不饮酒。
- □ 有发热、胸痛、咳嗽、呼吸困难、乏力等明显症状时，不建议运动。
- □ 经过规范治疗症状改善后，可在医生指导下进行适量运动，但以不引起劳累和不适为宜。
- □ 生活起居规律、保证睡眠充足、避免过度劳累。
- □ 保持心情舒畅、情绪稳定，减轻精神压力，树立治疗信心。

●治疗与康复

- □ 遵医嘱服药，不要自行停药或调整药物。
- □ 出现药物不良反应，应及时和医生联系，不可自行停药或更改治疗方案。

□ 遵医嘱定期复查。

□ 遵医嘱妥善存放抗结核药物。药品放在阴凉干燥、孩子接触不到的地方。夏天宜放在冰箱的冷藏室。

□ 如需短时间外出,应告知医生并带够足量药品按时服用。如要改变居住地,应与医生联系办理延续治疗相关手续。

●急症处理

□ 治疗期间出现病情加重,如咯血,或药物不良反应引起的严重不适,如恶心、呕吐、腹胀、腹泻、腹痛、过敏反应、视物模糊、皮肤或者巩膜黄染等症状,或出现其他严重情况,应及时到医院就诊。

其他指导建议

_____

_____

_____

_____

_____

_____

_____

医生/指导人员签名:　　　　咨询电话:　　　　日期:　　年　　月　　日

肺结核患者健康教育处方使用说明

★使用对象:肺结核患者。

★使用方法

1. 本处方不能替代医务人员开具的医疗处方,主要用于患者健康生活方式指导。

2. 医务人员应结合患者的病情、健康危险因素等,提供有针对性的健康指导。

血吸虫病患者健康教育处方（2024年版）

姓名：　　　　　性别：　　　　　年龄：　　　　　诊断：

　　血吸虫病俗称"大肚子病"，是血吸虫在人体寄生而引起的一种寄生虫病。临床表现多种多样，可分为急性、慢性和晚期三期。主要表现为发热、肝脾肿大、肝区压痛、腹胀、腹痛、腹泻、腹水等，少数肝功能重度损害者可并发肝昏迷，导致死亡。儿童病例如不及时治疗，可能会导致生长发育障碍。

　　人在有钉螺滋生的血吸虫病流行地区，接触含有血吸虫尾蚴的水体即可感染血吸虫。有以上接触史者，如出现发热、腹痛、腹泻等症状，应尽快到专业机构就诊，以明确诊断，及时治疗。如不及时治疗，会导致症状加重，甚至危及生命。

　　采取健康生活方式，积极治疗，有助于身体康复，改善生活质量。

健康指导建议（请关注"□"中打"✔"条目）

● **健康生活方式**

□ 喝开水或瓶装水。

□ 在当地政府或部门设立禁止或提示公告的水域（包括水沟、小溪、池塘、江、湖等），不要游泳、戏水、打草、捕鱼、捞虾、洗衣、洗菜、洗手等。

□ 因农业、渔业生产、防汛抗洪等工作需要，不可避免接触上述水域时，应穿戴防护用具（如胶靴、胶手套、胶裤等），或涂擦防护药物（防蚴灵等）。

□ 在当地政府或部门设立禁止或提示公告的区域，不要放养牛羊等家畜；如果需要在这些区域进行农业生产，应用农用机械替代耕牛等家畜耕种。

□ 因防护不及时或无法避免，而接触了当地政府或部门设立禁止或提示公告的水体后，要及时到当地血吸虫病防治机构或医院进行检查或接受预防性服药。

□ 圈养的牛羊等家畜粪便要进行无害化处理，卫生厕所或家庭沼气池应达到无害化处理标准。

□ 不可使用未经无害化处理的粪便施肥，未经无害化处理的粪便不要直接排入水体。

□ 急性期给予高热量、高蛋白、高维生素、易消化饮食，如鱼、禽、蛋、瘦肉、奶类、豆制品、新鲜蔬菜和水果等。

□ 慢性期避免进食粗糙、过热、刺激性食物。

□ 晚期血吸虫病并发肝性脑病者应暂停高蛋白摄入。

□ 不吸烟（吸烟者戒烟）。

□ 限制饮酒或不饮酒。

□ 避免过度劳累，规律作息，保证睡眠充足。

□ 身体状况允许时可在医生指导下适量运动，但以不引起劳累和不适为宜。

□ 保持心情舒畅、情绪稳定，减轻精神压力。

●治疗与康复

- □ 明确诊断后,在血吸虫病防治机构或医院进行治疗。
- □ 遵医嘱服药,不要自行停药或调整药物。
- □ 遵医嘱定期进行病原检测、肝脾等检查。
- □ 尽量避免使用损害肝功能的药物,如需用药,先咨询医生。

●急症处理

- □ 杀虫药物常见的副作用有头昏、头痛、恶心、腹痛、腹泻、乏力、四肢酸痛等,一般程度较轻,持续时间较短,停药数小时至一两天内即消失,不影响治疗,无须处理。停药后上述症状无缓解,或加重,或服药期间出现急性病情,应尽快到血吸虫病防治机构或医院就诊。

其他指导建议

_____

_____

_____

_____

_____

_____

_____

医生/指导人员签名:　　　咨询电话:　　　日期:　　年　　月　　日

血吸虫病患者健康教育处方使用说明

★使用对象:血吸虫病患者。

★使用方法

1. 本处方不能替代医务人员开具的医疗处方,主要用于患者健康生活方式指导。
2. 医务人员应结合患者的病情、健康危险因素等,提供有针对性的健康指导。

包虫病患者健康教育处方（2024年版）

姓名：　　　　　性别：　　　　　年龄：　　　　　诊断：

包虫病俗称棘球蚴病，是由棘球绦虫的幼虫寄生于人或动物体内引起的一种人兽共患寄生虫病。包虫病可损害肝、肺、脑、骨骼等几乎所有的器官和组织，临床表现主要包括肝痛、胸痛、消瘦、咳嗽、痰中带有囊碎屑，重者胸闷、气促，甚至呼吸困难。多数患者无明显症状，在B超、CT检查等常规体检中发现。

我国主要流行囊型包虫病和泡型包虫病，其中未经治疗的泡型包虫病死亡率较高。

包虫病的主要危险因素包括在流行区与犬、狐和狼等动物及其粪便接触；在非流行区运输或宰杀来自流行区的牛、羊等家畜，接触或加工来自流行区的畜产品和皮毛产品等。犬是包虫病的主要传染源，做好家犬的管理和驱虫是控制包虫病传播的关键措施。

采取健康生活方式，早期积极治疗，有助于身体康复，改善生活质量。

健康指导建议（请关注"□"中打"√"条目）

●健康生活方式

- □ 在流行区，不与犬玩耍，与家犬和流浪犬保持距离，避免直接接触。
- □ 根据兽医的建议，定期对家犬驱虫。
- □ 注意居住环境卫生，及时清除家犬的粪便。
- □ 清理犬的粪便时做好个人防护，手或衣物接触到犬粪后应清洗干净。
- □ 接触流行区的犬、狐、狼等野生动物或牛、羊等家畜后，必须用肥皂和清洁水洗手。
- □ 从事牛羊放牧、剪毛、挤奶、接产、运输、宰杀等工作，或加工生产畜产品、皮毛产品时，要注意劳动防护，戴口罩，勤洗手。
- □ 家庭如需要屠宰牛、羊等家畜，尽可能送往当地集中屠宰点宰杀，不提倡家庭私宰。
- □ 宰杀牛、羊等家畜时，不要用生的牛羊内脏直接喂狗，可将内脏切成小块煮熟后再喂狗；有类似水泡样等病变的内脏要直接深埋或焚烧。
- □ 在流行区内游玩时，不要将食品直接放置在草地、小河或水塘等野外环境中，避免食品被虫卵污染。
- □ 做饭前、吃饭前洗手。
- □ 不喝生水，喝煮沸过的水。
- □ 生吃蔬菜瓜果要洗净。
- □ 吃熟食，不生吃肉类食物。
- □ 合理饮食，贫血、消瘦者注意营养。
- □ 经过规范治疗症状改善后，可进行一般生产劳动和体力活动，如放牧、洗衣、散步、慢跑等，以不引起劳累和不适为宜。
- □ 不吸烟（吸烟者戒烟）。
- □ 避免接触二手烟。

□ 不饮酒。

□ 避免过度劳累,规律作息,保证睡眠充足。

□ 保持心情舒畅、情绪稳定,减轻精神压力。

●治疗与康复

□ 遵医嘱服药。不要自行停药,出现药物不良反应要及时咨询医生。

□ 手术治疗的患者遵医嘱复诊。

□ 药物治疗期间,定期复查肝功能和进行影像学检查。

□ 女性患者在服药期间应避免妊娠。

□ 同时患结核病的患者,应先规范治疗结核病,结核病治愈后再治疗包虫病。

●急症处理

□ 如病情加重,尤其是出现下列情况,应尽快到医院就诊。

　1. 胸闷气促、呼吸困难、咯血、中毒性休克或昏迷。

　2. 剧烈咳嗽,咳脓痰,痰中带有囊碎屑。

　3. 其他严重情况。

其他指导建议

_____

_____

_____

_____

_____

_____

_____

医生 / 指导人员签名:　　　　咨询电话:　　　　日期:　　年　　月　　日

包虫病患者健康教育处方使用说明

★使用对象:包虫病患者。

★使用方法

　1. 本处方不能替代医务人员开具的医疗处方,主要用于患者健康生活方式指导。

　2. 医务人员应结合患者的病情、健康危险因素等,提供有针对性的健康指导。

克山病患者健康教育处方（2024年版）

姓名：　　　　　性别：　　　　　年龄：　　　　　诊断：

　　克山病是一种地方性心肌病，主要表现为心功能不全、心律失常、心脏扩大。根据其发病急缓和心功能状态，分为急型、亚急型、慢型和潜在型四个类型。其中急型、亚急型克山病可发生心源性休克，病死率较高；慢型克山病严重影响患者正常生产生活；潜在型克山病可急性发病或转为慢型克山病。克山病的病因尚未明确，可能与膳食营养关系密切，食物品种单一、营养不良和低硒可增加发病风险。

　　采取健康生活方式，积极治疗，有助于患者身体康复，改善生活质量。

健康指导建议（请关注"□"中打"✔"条目）

●健康生活方式

□ 食物多样，谷类为主，保证鱼、禽、蛋、瘦肉、奶类、豆制品等富含优质蛋白质食物的摄入量，冬季应适当食用新鲜的蔬菜、水果。

□ 提倡饮用自来水，不要饮用易受污染的河水、井水、窖水。

□ 不吃发霉变质的食物。

□ 不暴饮暴食。

□ 家畜、家禽圈养，不要散养，保持居住环境干净卫生。

□ 康复期患者可在医务人员指导下进行散步等轻度活动，具体活动量应根据自己身体情况而定。如身体出现不适要及时就医。

□ 冬春季注意防寒防冻，积极防治感冒、支气管炎等呼吸道疾病。夏季要注意防暑降温，积极防治痢疾、胃肠炎等疾病。

□ 不吸烟（吸烟者戒烟）。

□ 避免接触二手烟。

□ 不饮酒。

□ 避免过度劳累，规律作息，保证睡眠充足。

□ 保持心情舒畅、情绪稳定，减轻精神压力。

●治疗与康复

□ 遵医嘱规范服药，不要自行停药或调整药物。

□ 遵医嘱定期复查，及时发现并治疗并发症、合并症，如上呼吸道感染和肺炎、血管栓塞等。

□ 积极参与并配合社区克山病患者管理，建立家庭病床，接受医务人员定期巡诊与指导。

●急症处理

□ 慢型克山病患者或潜在型克山病患者出现下列情况，应尽快到医院就诊。

　1. 面色苍白，四肢发冷，脉细弱，血压降低。

2. 突发呼吸困难,咳粉红色泡沫痰。

3. 其他严重情况。

其他指导建议

_____

_____

_____

_____

_____

_____

_____

医生 / 指导人员签名: 咨询电话: 日期: 年   月   日

克山病患者健康教育处方使用说明

★使用对象:克山病患者。

★使用方法

1. 本处方仅限于在克山病流行地区使用。

2. 本处方不能替代医务人员开具的医疗处方,主要用于患者健康生活方式指导。

3. 医务人员应结合患者的病情、健康危险因素等,提供有针对性的健康指导。

大骨节病患者健康教育处方（2024 年版）

姓名：　　　　　性别：　　　　　年龄：　　　　　诊断：

　　大骨节病是儿童和青少年发生的地方性、变形性骨关节病。其原发病变主要是生长发育期骺软骨和关节软骨的多发对称性变性、坏死以及继发性退行性骨关节病。临床上表现为四肢关节疼痛、增粗、变形、活动受限,肌肉萎缩,严重者出现短指(趾)、短肢甚至矮小畸形。大骨节病好发于儿童和青少年,多见于以病区所产小麦、玉米、青稞为主食的人群,在重病区儿童两三岁即可发病。

　　大骨节病的病因尚未明确,可能与病区人员饮食品种单一、营养不良和食用了受镰刀菌毒素污染的粮食等有关。在发病早期,如采取适当的预防和治疗措施,多数患者可以完全康复。如果预防和治疗不及时,会发展成短指(趾)、短肢、身材矮小、关节畸形和功能丧失等,严重影响患者的生活与健康。

　　采取健康生活方式,积极治疗,有助于身体康复,改善生活质量。

健康指导建议（请关注"□"中打"✓"条目）

●健康生活方式

- □ 注意保暖,减少寒冷刺激。
- □ 不食用病区自产的小麦、玉米和青稞,食用商品粮。
- □ 学龄儿童应在学校集中就餐。有条件者可到非病区的学校上学。
- □ 超重或肥胖者应控制体重,避免体重增加,加重关节负担。体质指数(BMI)达到 18.5kg/m^2 且低于 24kg/m^2(65 岁以上老年人可适当增加);男性腰围 <85cm,女性腰围 <80cm。
- □ 食物多样,谷类为主,多吃新鲜蔬菜、水果、奶类、豆制品,适量吃鱼、禽、蛋、瘦肉。
- □ 不吸烟(吸烟者戒烟)。
- □ 避免接触二手烟。
- □ 不饮酒。
- □ 避免过度劳累,规律作息,保证睡眠充足。
- □ 保持心情舒畅、情绪稳定,减轻精神压力。

●治疗与康复

- □ 遵医嘱服药。
- □ 外用膏药可根据具体情况使用,注意避免皮肤过敏。
- □ 注意保护关节,减轻关节的负担,适当运动或活动。
- □ 不建议进行长时间的爬山、爬楼以及各种下蹲类运动,也不宜进行繁重的家务劳动和生产活动。
- □ 避免过度使用关节,避免用力过猛、抬举重物或节奏过快的动作。

□ 要适时改变姿势或活动关节,同一姿势不宜持续1小时以上。膝或髋关节受累患者应避免长久站立、跪位、蹲位和盘腿。

□ 经常进行关节的屈伸活动,充分舒展关节;经常做勾脚抬腿、侧抬腿等动作,锻炼肌肉力量。

□ 关节情况良好时,在医生指导下适当进行缓慢步行、原地踏步或拉伸肌肉等运动。

□ 可利用手杖、步行器等协助活动。活动时应小心谨慎,防止滑倒、跌伤或扭伤。

● **急症处理**

□ 当出现关节肿胀、疼痛等症状急性加重时,应及时休息,减少行走、提重物等活动,可以进行勾脚抬腿锻炼,可以冰敷、外用消炎止痛软膏,必要时可遵医嘱用药,如果病情加重应及时就医。

其他指导建议

_____

_____

_____

_____

_____

_____

_____

医生 / 指导人员签名: 咨询电话: 日期: 年 月 日

大骨节病患者健康教育处方使用说明

★**使用对象**:大骨节病患者。

★**使用方法**

1. 本处方仅限于在大骨节病流行地区使用。

2. 本处方不能替代医务人员开具的医疗处方,主要用于患者健康生活方式指导。

3. 医务人员应结合患者的病情、健康危险因素等,提供有针对性的健康指导。

碘缺乏病患者健康教育处方（2024年版）

姓名：　　　　　性别：　　　　　年龄：　　　　　诊断：

碘缺乏病是由于自然环境中碘缺乏引起的机体碘营养不良所表现的一组疾病的总称，包括地方性甲状腺肿、地方性克汀病、地方性亚临床克汀病，以及孕妇碘缺乏导致的流产、早产、死产和新生儿先天畸形等。

碘缺乏可对各年龄人群产生危害。成人碘缺乏病的主要症状是甲状腺肿大，可引起颈部变粗、呼吸困难、吞咽困难、声音嘶哑等。孕妇较严重的碘缺乏可导致新生儿克汀病，引起新生儿不同程度的智力障碍、聋哑、神经运动功能障碍、听力障碍、体格发育障碍等，常称"呆、小、聋、哑、瘫"。地方性克汀病一旦发生，特别是两岁以后的确诊者，中枢神经系统的损伤基本上不可逆，而且治疗效果不佳。

碘缺乏病的预防非常关键。只要坚持长期食用合格碘盐，地方性克汀病和地方性甲状腺肿就可以有效控制或消除。采取健康生活方式，积极治疗，有助于身体康复，改善生活质量。

健康指导建议（请关注"□"中打"✓"条目）

●健康生活方式

☐ 食用碘盐是预防碘缺乏病最主要、最安全、最有效的措施。海带、紫菜等含碘量较高的海产品，也可作为补充途径。

☐ 为防止碘损失，做饭时不宜过早放盐，临出锅时再放比较好。不要把碘盐放在锅里炒，更不要在油锅里煎炸。

☐ 一次购买的加碘食盐不宜过多，存放时间不宜太长。

☐ 用棕色遮光的瓶或带盖陶瓷罐盛放碘盐。碘盐存放在阴凉、干燥处，远离炉火，避免高温和日光直晒。

☐ 食物多样，谷类为主，多吃新鲜蔬菜、水果、奶类、豆制品，适量吃鱼、禽、蛋、瘦肉。

☐ 不吸烟（吸烟者戒烟）。

☐ 避免接触二手烟。

☐ 不饮酒。

☐ 避免过度劳累，规律作息，保证睡眠充足。

☐ 保持心情舒畅、情绪稳定，减轻精神压力。

●治疗与康复

☐ 甲状腺疾病患者遵医嘱补碘。

☐ 育龄妇女、妊娠妇女和哺乳妇女如果不能通过碘盐途径补碘，可在疾病预防控制部门指导下服用碘油丸。

☐ 补碘是预防缺碘引起的甲状腺肿的唯一有效办法，没有并发症的甲状腺肿一般无须手术治疗。

☐ 在医务人员指导下,根据克汀病、亚临床克汀病患者的具体病情,进行智力、听力、运动等方面的专门训练,提高生活能力。

其他指导建议

医生 / 指导人员签名:　　　　咨询电话:　　　　日期:　　　年　　月　　日

碘缺乏病患者健康教育处方使用说明

★使用对象:碘缺乏病患者,儿童患者的父母或看护人。

★使用方法

1. 本处方不能替代医务人员开具的医疗处方,主要用于患者健康生活方式指导。

2. 医务人员应结合患者的病情、健康危险因素等,提供有针对性的健康指导。

燃煤污染型地方性氟中毒患者健康教育处方(2024 年版)

姓名:　　　　　性别:　　　　　年龄:　　　　　诊断:

燃煤污染型地方性氟中毒是生活在高氟煤产区的居民,长期使用既无盖又无烟囱的地炉或破损炉灶燃煤,致使室内空气、食物受到氟污染,而引起的慢性中毒。该病主要损害牙齿和骨关节。早期以儿童牙齿受损为主,引起氟斑牙,表现为牙齿变色或缺损,中老年患者牙齿磨损严重,影响对食物的咀嚼。随着年龄增长,骨关节受损程度逐渐加重,导致氟骨症,表现为颈、腰和四肢大关节疼痛、变形、活动受限,重者可瘫痪。

采取健康生活方式,可防止病情加重,避免后代发病;对症治疗可缓解症状,改善生活质量。

健康指导建议(请关注"□"中打"✔"条目)

●健康生活方式

□ 注意保暖,减少寒冷刺激。

□ 使用电、天然气、沼气等清洁能源替代原煤,从源头上阻断氟污染。

□ 改良炉灶,安装密闭烟囱,将煤烟排到室外,降低室内氟污染。

□ 正确使用改良炉灶,不要敞开炉盖烤火或者烘烤食物。

□ 合理加工储存粮食。

□ 在室外利用日光晾晒玉米、辣椒等作物。

□ 粮食密闭储存。

□ 食物烹调和食用前淘洗,降低氟摄入量。

□ 在燃煤污染型地方性氟中毒流行区,使用不含氟的牙膏。

□ 吃足量鱼、禽、蛋、瘦肉、奶类、豆制品等富含优质蛋白质的食物及富含维生素的蔬菜、水果。

□ 不吸烟(吸烟者戒烟)。

□ 避免接触二手烟。

□ 不饮酒。

□ 避免过度劳累,规律作息,保证睡眠充足。

□ 保持心情舒畅、情绪稳定,减轻精神压力。

●治疗与康复

□ 可遵医嘱对症治疗。

□ 注意保护关节,减轻关节的负担,进行适当运动或活动。

□ 不建议进行长时间的爬山、爬楼以及各种下蹲类运动,也不宜进行繁重家务劳动和生产活动。

□ 避免过度使用关节,避免用力过猛、抬举重物或节奏过快的动作。

□ 要适时改变姿势或活动关节,同一姿势不宜持续1小时以上。膝或髋关节受累患者应避免长久站立、跪位、蹲位和盘腿。

□ 经常进行关节的屈伸活动,充分舒展关节;经常做勾脚抬腿、侧抬腿等动作,锻炼肌肉力量。

□ 关节情况良好时,在医生指导下适当进行缓慢步行、原地踏步或拉伸肌肉等运动。

□ 可利用手杖、步行器等协助活动。活动时应小心谨慎,防止滑倒、跌伤或扭伤。

● **急症处理**

□ 当出现关节肿胀、疼痛等症状急性加重时,应及时休息,减少行走、提重物等活动,可以进行勾脚抬腿锻炼,可以冰敷、外用消炎止痛软膏,必要时可遵医嘱用药,如果病情加重应及时就医。

其他指导建议

_____

_____

_____

_____

_____

_____

_____

医生/指导人员签名: 咨询电话: 日期: 年   月   日

燃煤污染型地方性氟中毒患者健康教育处方使用说明

★使用对象:燃煤污染型地方性氟中毒患者。

★使用方法

1. 本处方不能替代医务人员开具的医疗处方,主要用于患者健康生活方式指导。

2. 医务人员应结合患者的病情、健康危险因素等,提供有针对性的健康指导。

饮茶型地方性氟中毒患者健康教育处方(2024年版)

姓名：　　　　　性别：　　　　　年龄：　　　　　诊断：

　　饮茶型地方性氟中毒是因长期饮用含氟量高的砖茶水、奶茶、酥油茶等引起的慢性中毒。该病主要损害牙齿和骨关节。早期以儿童牙齿受损为主，引起氟斑牙，表现为牙齿变色或缺损，中老年患者牙齿磨损严重，影响对食物的咀嚼。随着年龄增长，骨关节受损程度逐渐加重，导致氟骨症，表现为颈、腰和四肢大关节疼痛、变形、活动受限，重者可瘫痪。

　　采取健康生活方式，可防止病情加重，避免后代发病；对症治疗可缓解症状，改善生活质量。

健康指导建议（请关注"□"中打"✔"条目）

● **健康生活方式**

□ 注意保暖，减少寒冷刺激。
□ 购买低氟砖茶，饮用低氟砖茶制作的茶水、酥油茶、奶茶等饮品。
□ 在饮茶型地氟病流行区，使用不含氟的牙膏。
□ 吃足量鱼、禽、蛋、瘦肉、奶类、豆制品等富含优质蛋白质的食物及富含维生素的蔬菜、水果。
□ 不吸烟(吸烟者戒烟)。
□ 避免接触二手烟。
□ 不饮酒。
□ 避免过度劳累，规律作息，保证睡眠充足。
□ 保持心情舒畅、情绪稳定，减轻精神压力。

● **治疗与康复**

□ 可遵医嘱对症治疗。
□ 注意保护关节，减轻关节的负担，适当进行运动或活动。
□ 不建议进行长时间的爬山、爬楼以及各种下蹲类运动，也不宜进行繁重的家务劳动和生产活动。
□ 避免过度使用关节，避免用力过猛、抬举重物或节奏过快的动作。
□ 要适时改变姿势或活动关节，同一姿势不宜持续1小时以上。膝或髋关节受累患者应避免长久站立、跪位、蹲位和盘腿。
□ 经常进行关节的屈伸活动，充分舒展关节；经常做勾脚抬腿、侧抬腿等动作，锻炼肌肉力量。
□ 关节情况良好时，在医生指导下适当进行缓慢步行、原地踏步或拉伸肌肉等运动。
□ 可利用手杖、步行器等协助活动。活动时应小心谨慎，防止滑倒、跌伤或扭伤。

●急症处理

☐ 当出现关节肿胀、疼痛等症状急性加重时,应及时休息,减少行走、提重物等活动,可以进行勾脚抬腿锻炼,可以冰敷、外用消炎止痛软膏,必要时可遵医嘱用药,如果病情加重应及时就医。

其他指导建议

医生 / 指导人员签名: 咨询电话: 日期: 年   月   日

饮茶型地方性氟中毒患者健康教育处方使用说明

★使用对象:饮茶型地方性氟中毒患者。

★使用方法

  1. 本处方不能替代医务人员开具的医疗处方,主要用于患者健康生活方式指导。

  2. 医务人员应结合患者的病情、健康危险因素等,提供有针对性的健康指导。

饮水型地方性氟中毒患者健康教育处方（2024 年版）

姓名：　　　　　　性别：　　　　　　年龄：　　　　　　诊断：

　　饮水型地方性氟中毒是因长期饮用含氟量高的水（由地理环境造成）引起的慢性中毒。该病主要损害牙齿和骨关节。早期以儿童牙齿受损为主，引起氟斑牙，表现为牙齿变色或缺损，中老年患者牙齿磨损严重，影响对食物的咀嚼。随着年龄增长，骨关节受损程度逐渐加重，导致氟骨症，表现为颈、腰和四肢大关节疼痛、变形、活动受限，重者可瘫痪。

　　采取健康生活方式，可防止病情加重，避免后代发病。对症治疗可缓解症状，改善生活质量。

健康指导建议（请关注"□"中打"✔"条目）

●健康生活方式

- □ 注意保暖，减少寒冷刺激。
- □ 饮用改水后的低氟水。
- □ 在饮水型地方性氟中毒流行区，使用不含氟的牙膏。
- □ 吃足量鱼、禽、蛋、瘦肉、奶类、豆制品等富含优质蛋白质的食物及富含维生素的蔬菜、水果。
- □ 不吸烟（吸烟者戒烟）。
- □ 避免接触二手烟。
- □ 不饮酒。
- □ 避免过度劳累，规律作息，保证睡眠充足。
- □ 保持心情舒畅、情绪稳定，减轻精神压力。

●治疗与康复

- □ 可遵医嘱对症治疗。
- □ 注意保护关节，减轻关节的负担，进行适当运动或活动。
- □ 不建议进行长时间的爬山、爬楼以及各种下蹲类运动，也不宜进行繁重的家务劳动和生产活动。
- □ 避免过度使用关节，避免用力过猛、抬举重物或节奏过快的动作。
- □ 要适时改变姿势或活动关节，同一姿势不宜持续 1 小时以上。膝或髋关节受累患者应避免长久站立、跪位、蹲位和盘腿。
- □ 经常进行关节的屈伸活动，充分舒展关节；经常做勾脚抬腿、侧抬腿等动作，锻炼肌肉力量。
- □ 关节情况良好时，在医生指导下适当进行缓慢步行、原地踏步或拉伸肌肉等运动。
- □ 可利用手杖、步行器等协助活动。活动时应小心谨慎，防止滑倒、跌伤或扭伤。

●急症处理

☐ 当出现关节肿胀、疼痛等症状急性加重时，应及时休息，减少行走、提重物等活动，可以进行勾脚抬腿锻炼，可以冰敷、外用消炎止痛软膏，必要时可遵医嘱用药，如果病情加重应及时就医。

其他指导建议

_____

_____

_____

_____

_____

_____

_____

医生／指导人员签名：　　　　咨询电话：　　　　日期：　　　年　　月　　日

饮水型地方性氟中毒患者健康教育处方使用说明

★使用对象：饮水型地方性氟中毒患者。

★使用方法

1. 本处方不能替代医务人员开具的医疗处方，主要用于患者健康生活方式指导。

2. 医务人员应结合患者的病情、健康危险因素等，提供有针对性的健康指导。

地方性砷中毒患者健康教育处方(2024年版)

姓名：　　　　　性别：　　　　　年龄：　　　　　诊断：

地方性砷中毒是居住在特定地理环境条件下的居民，通过饮水、空气、食物长期摄入过量无机砷而引起的全身性慢性中毒性疾病，包括饮水型和燃煤污染型地方性砷中毒。地方性砷中毒以皮肤病变为主要特征，主要表现为皮肤三联征(即掌跖角化、皮肤色素沉着和色素脱失)。

地方性砷中毒损害全身各器官和组织，患者常常有肢体麻木、视力下降和记忆减退等症状，还可导致循环系统、消化系统、呼吸系统的疾病，甚至皮肤癌、肺癌、肝癌等。

采取健康生活方式，积极治疗，有助于改善生活质量。

健康指导建议(请关注"□"中打"✔"条目)

●健康生活方式

□ 在饮水型砷中毒病区，饮用改水后的低砷水(砷含量≤0.05mg/L)，不要饮用砷含量超标的井水、泉水。

□ 在燃煤污染型砷中毒病区，停用高砷煤；改良炉灶、安装烟囱，将煤烟排到室外。

□ 在燃煤污染型砷中毒病区，使用电、天然气、沼气等清洁能源替代原煤。

□ 在室外利用日光晾晒玉米、辣椒等作物。

□ 粮食密闭储存。

□ 食物烹调和食用前进行淘洗。

□ 保证鱼、禽、蛋、瘦肉、奶类、豆制品等富含优质蛋白质食物的摄入量。

□ 注意补充维生素 C、叶酸等。

□ 了解砷中毒防治知识，提高自我保健意识和能力。

●治疗与康复

□ 严格遵医嘱用药，不要自行停药或调整药物。

□ 身体出现不适应及时就医。

□ 并发血栓闭塞性脉管炎、皮肤癌或内脏肿瘤等疾病，应尽早治疗。尤其是皮肤癌，早期切除病灶十分重要。

●急症处理

□ 手掌、脚掌或身体其他部位的角化物，一旦出现奇痒、渗出、溃疡、出血、黑变、疼痛、四周红晕等现象，或其他严重情况，应尽快就医。

其他指导建议

_____

_____

_____

_____

_____

_____

医生/指导人员签名：　　　　咨询电话：　　　　日期：　　　年　　月　　日

地方性砷中毒患者健康教育处方使用说明

★使用对象：地方性砷中毒患者。

★使用方法

　1. 本处方不能替代医务人员开具的医疗处方，主要用于患者健康生活方式指导。

　2. 医务人员应结合患者的病情、健康危险因素等，提供有针对性的健康指导。

流行性感冒患者健康教育处方（2024年版）

姓名：　　　　　性别：　　　　　年龄：　　　　　诊断：

    流行性感冒简称"流感"，是由流感病毒引起的急性呼吸道传染病。流感病毒主要经呼吸道飞沫传播，如打喷嚏、咳嗽等，也可经口腔、鼻腔、眼睛等黏膜直接或间接接触感染。流感病毒分为甲、乙、丙、丁四型，其中甲型和乙型是主要病原体，有季节性流行的特点。流感患者和隐性感染者是主要传染源，从潜伏期末到急性期都有传染性。

    多数患者为轻症，通常在一周内自愈，典型症状包括发热、寒战、乏力、头痛、鼻塞、咽喉痛、咳嗽、咳痰、肌痛等。呕吐、腹泻、腹痛等消化道症状在婴幼儿患者中常见。部分患者因出现肺炎等并发症或基础性疾病加重而发展成重症，少数患者病情进展快，须及时治疗。重症流感主要发生在老年人、婴幼儿、肥胖者、孕妇和有慢性基础性疾病者等高危人群中。

    接种流感疫苗可有效预防相应亚型的流感病毒感染。保持科学佩戴口罩、注意手卫生、经常开窗通风等卫生习惯，坚持合理膳食、适量运动、戒烟限酒、规律作息等健康生活方式，是防控流感的重要手段。采取健康生活方式，积极治疗，有助于身体康复、改善生活质量。

健康指导建议（请关注"□"中打"✔"条目）

●健康生活方式

□ 居家休息，保证睡眠充足，避免劳累，不建议运动。

□ 足量饮水，少量多次。饮食应当易于消化和富有营养。多吃奶类、蛋类、瘦肉等高蛋白食物，多吃绿叶蔬菜、水果以及杂粮等食品，避免辛辣刺激性食物。

□ 不吸烟（吸烟者戒烟），避免接触二手烟。吸烟或吸入二手烟会严重损伤呼吸道功能，加重流感症状。

□ 限制饮酒或不饮酒。

□ 咳嗽、打喷嚏时应避让他人，用纸巾或肘袖遮掩口鼻。

□ 饭前便后、接触口鼻分泌物后要及时洗手，不用不干净的手触摸口、眼、鼻。

□ 居家治疗的流感患者应避免近距离接触家庭成员，保持房间通风。接触他人时应佩戴口罩。

□ 尽量避免前往人群聚集的公共场所，如确需外出时，应佩戴一次性使用医用口罩或医用外科口罩。

●治疗与康复

□ 流感患者特别是有重症高危因素的患者，应尽早使用抗流感病毒药物，遵医嘱使用其他药物。

□ 加强对原有基础性疾病的监测和治疗。

□ 避免不恰当使用抗菌药物。

□ 合理选用退热药物，儿童忌用阿司匹林或含阿司匹林药物及其他水杨酸制剂。

□ 密切观察病情变化,一旦病情持续进展,如出现高热持续不退、剧烈咳嗽、呼吸困难等症状应及时就医,前往医院时应佩戴口罩。

●**急症处理**

□ 如果出现气短加重乃至呼吸困难、严重腹泻、神志改变、持续高热或原有基础性疾病明显加重等情况,须尽快就医。

其他指导建议

_____

_____

_____

_____

_____

_____

_____

医生 / 指导人员签名: 　　　咨询电话: 　　　日期: 　　年　　月　　日

流行性感冒患者健康教育处方使用说明

★**使用对象**:流感患者和流感病毒暴露者。

★**使用方法**

1. 本处方不能替代医务人员开具的医疗处方,主要用于患者健康生活方式指导。

2. 医务人员应结合患者的病情、健康危险因素等,提供有针对性的健康指导。

丙型肝炎患者健康教育处方（2024年版）

姓名：　　　　　性别：　　　　　年龄：　　　　　诊断：

丙型肝炎（简称"丙肝"）是由丙肝病毒引起的、以肝脏损害为主的传染病。主要经血液传播（包括经输血和血制品、经破损的皮肤和黏膜）、母婴传播以及性接触传播。日常工作、生活接触不传播。多呈慢性感染，少数病例可发展为肝硬化或肝癌。丙肝急性期以疲乏、食欲减退、肝大、肝功能异常为主要症状，部分病例出现黄疸；慢性感染者可症状轻微，甚至无任何临床症状。

人类对丙肝病毒普遍易感。高风险人群包括艾滋病病毒感染者、感染丙肝病毒的产妇所生的子女、丙肝病毒感染者的配偶等。高危行为包括不洁输血、血液透析、侵入性操作（如胃肠镜等）、共用注射器、多个性伴侣、器官移植、使用消毒情况不明的器具文身、文眉、修脚等。目前尚无丙肝疫苗，但切断上述丙肝传播途径，可有效预防丙肝。

丙肝是可治愈的，经过口服抗病毒药物治疗12周，98%以上的患者可以治愈。患者应积极进行抗病毒治疗，采取健康生活方式，促进身体康复，改善生活质量。丙肝治愈后仍有再次感染丙肝病毒的可能性，应注意避免发生可感染丙肝的高危行为。

健康指导建议（请关注"□"中打"✓"条目）

●健康生活方式

□ 严格戒酒。

□ 坚持健康饮食。适当的高蛋白、高热量、高维生素的易消化食物即可，不必过分强调高营养，以防发生脂肪肝。

□ 保持适宜体重，体质指数（BMI）应达到 $18.5kg/m^2$ 且低于 $24kg/m^2$（65 岁以上老年人可适当增加）；男性腰围 <85cm，女性腰围 <80cm。

□ 身体状况允许时，可在医生指导下进行适量运动，以不引起劳累和不适为宜。

□ 症状明显或病情较重者应卧床休息。

□ 避免不合理用药，谨慎使用易致肝损伤药物，如抗结核药、抗肿瘤药、何首乌、土三七、千里光等。如需使用，应咨询专业医生。

□ 避免过度疲劳，保证睡眠充足。

□ 保持心情舒畅、情绪稳定，减轻精神压力。

□ 不吸烟（吸烟者戒烟）。

□ 避免接触二手烟。

□ 避免与他人共用器具，如针头、注射器、剃须刀、牙刷等。

□ 发生性行为时应正确使用安全套。

□ 不献血，不宜捐献组织、器官、精液。

□ 接受侵入性医疗操作时（如胃肠镜、手术、口腔操作等），应向相关工作人员说明自己的丙肝病毒感染状态。

□ 注意保护皮肤伤口，并防止伤口接触他人。

●治疗与康复

□ 丙肝患者一旦确诊,应遵从医嘱,尽快开始抗病毒治疗,疗程一般为12周,尽早实现丙肝治愈,切忌自行停药或轻信虚假广告。

□ 感染丙肝病毒的妇女如有生育意愿,建议在丙肝治愈后备孕。

□ 对于抗病毒治疗中的丙肝患者,建议每个月监测疗效、用药依从性以及不良反应。

□ 使用抗病毒药物期间,如需使用其他药物,应与专科医生沟通后决定。

□ 治愈后无肝硬化的患者,建议每6~12个月进行定期复查,包括血常规、肝肾功能、血糖、血脂、甲胎蛋白、腹部超声等检查。

□ 治愈后有肝硬化的患者,须每3个月进行定期复查,必要时可做腹部增强CT(计算机X线断层扫描)或增强MRI(磁共振成像)。

□ 寻找和排查导致慢性肝病的其他原因,并确定是否需要开始针对肝硬化的并发症进行治疗。

●急症处理

□ 如病情加重,尤其是出现下列情况,应尽快到医院诊治。

1. 恶心、乏力、食欲缺乏、尿黄、皮肤或巩膜黄染明显或进行性加重。

2. 存在肝硬化的患者,如果出现神志反常、水肿、呕血、便血、尿少等情况。

其他指导建议

_____

_____

_____

_____

_____

_____

_____

医生/指导人员签名:　　　咨询电话:　　　日期:　　年　　月　　日

丙型肝炎患者健康教育处方使用说明

★使用对象:丙型肝炎患者。

★使用方法

1. 本处方不能替代医务人员开具的医疗处方,主要用于患者健康生活方式指导。

2. 医务人员应结合患者的病情、健康危险因素等,提供有针对性的健康指导。

乙型肝炎患者健康教育处方（2024年版）

姓名：　　　　　性别：　　　　　年龄：　　　　　诊断：

　　乙型肝炎（简称"乙肝"）是由乙肝病毒引起的、以肝脏损害为主的传染病，主要传播途径为母婴传播、血液传播（包括经输血和血制品、经破损的皮肤和黏膜）和性接触传播。日常工作、生活接触不传播。多呈慢性感染，少数病例可发展为肝硬化、肝衰竭或肝癌。乙肝急性期以疲乏、食欲减退、肝肿大、肝功能异常为主要症状，部分病例出现黄疸；慢性感染者可症状轻微，甚至无任何临床症状。

　　乙肝病毒表面抗体阴性者均为易感人群。其中，乙肝感染的高危人群包括感染乙肝病毒的产妇所生的子女、乙肝病毒感染者的配偶、反复输血及血制品者、血液透析患者、多个性伴侣者、静脉药瘾者、接触血液的医务工作者、使用消毒情况不明的器具文身、文眉、修脚等人员。接种乙肝疫苗是预防乙肝病毒感染最有效的方法，并可很大程度阻断母婴传播。

　　目前尚无能够彻底清除体内乙肝病毒的有效药物。乙肝患者规范进行抗病毒治疗，采取健康生活方式，可最大限度抑制病毒复制，延缓和减轻肝脏损害，阻止肝硬化、肝癌及其并发症的发生，改善生活质量。

健康指导建议（请关注"□"中打"✓"条目）

● 健康生活方式

□ 严格戒酒。

□ 坚持健康饮食。适当的高蛋白、高热量、高维生素的易消化食物即可。

□ 保持适宜体重，体质指数（BMI）达到 $18.5kg/m^2$ 且低于 $24kg/m^2$（65 岁以上老年人可适当增加）；男性腰围 <85cm，女性腰围 <80cm。

□ 身体状况允许时可在医生指导下进行适量运动，以不引起劳累和不适为宜。

□ 症状明显或病情较重者应卧床休息。

□ 避免不合理用药，谨慎使用易致肝损伤药物，如抗结核药、抗肿瘤药、何首乌、土三七、千里光等。如需使用，应咨询专业医生。

□ 树立正确的疾病观，对乙肝的治疗应有耐心和信心。

□ 避免过度疲劳，保证睡眠充足。

□ 保持心情舒畅、情绪稳定，减轻精神压力。

□ 不吸烟（吸烟者戒烟），避免接触二手烟。

□ 避免与他人共用器具，如针头、注射器、剃须刀、牙刷等。

□ 在发生性行为时应正确使用安全套。

□ 接受侵入性医疗操作时（如胃肠镜、手术、口腔操作等），应向相关工作人员说明自己的乙肝病毒感染状态。

□ 注意保护皮肤伤口，并防止伤口接触他人。

●治疗与康复

☐ 乙肝患者应遵从医嘱，进行规范化治疗，切忌自行停药、换药或轻信虚假广告。

☐ 使用核苷(酸)类似物类抗病毒药物治疗中的乙肝患者，建议每3~6个月监测疗效、耐药情况和不良反应。

☐ 慢性乙肝病毒携带状态患者建议每6~12个月进行定期复查，包括血常规、血生化、病毒学、腹部超声等检查，必要时可进行肝脏活组织检查。

☐ 无肝硬化的患者须每6个月进行1次复查，包括腹部超声检查和甲胎蛋白检测等。

☐ 肝硬化患者须每3个月进行1次复查，必要时可做增强CT(计算机X线断层扫描)或增强MRI(磁共振成像)。

☐ 使用抗病毒药物治疗的患者，如需短时间外出，应带够足量药品，按时服用。

☐ 感染乙肝病毒的妇女如有生育意愿，应咨询医生。

☐ 抗病毒治疗期间意外妊娠的患者，应咨询医生，判定是否需要调整抗病毒药物或终止妊娠。

☐ 高乙肝病毒载量的孕妇，建议在妊娠第24~28周开始应用替诺福韦酯抗病毒治疗。

☐ 对乙肝病毒表面抗原阳性母亲的新生儿，应尽快采取乙肝母婴阻断措施，即在出生后12小时内尽早注射一剂高效价乙肝免疫球蛋白，同时接种乙肝疫苗，并在1月龄、6月龄时分别接种一剂次乙肝疫苗。

☐ 替诺福韦酯治疗的乙肝母亲，可母乳喂养。出生12小时内采取了阻断措施的新生儿，可接受乙肝病毒表面抗原阳性母亲的哺乳。

●急症处理

☐ 如病情加重，尤其是出现下列情况，应尽快到医院就诊。

　1. 恶心、乏力、食欲缺乏、尿黄、皮肤或巩膜黄染明显或进行性加重。

　2. 存在肝硬化的患者，如果出现神志反常、水肿、呕血、便血、尿少等情况。

其他指导建议

_____

_____

医生/指导人员签名：　　　　咨询电话：　　　　日期：　　　年　　月　　日

乙型肝炎患者健康教育处方使用说明

★使用对象：乙型肝炎患者。

★使用方法

1. 本处方不能替代医务人员开具的医疗处方，主要用于患者健康生活方式指导。

2. 医务人员应结合患者的病情、健康危险因素等，提供有针对性的健康指导。

三、妇女疾病

乳腺癌患者健康教育处方（2024 年版）

姓名：　　　　　性别：　　　　　年龄：　　　　　诊断：

乳腺癌是发生于乳腺上皮组织的恶性肿瘤。乳腺癌是女性最常见的恶性肿瘤，男性乳腺癌少见。乳腺癌的早期表现包括乳房内肿块、乳头溢液、乳头回缩或糜烂、乳房皮肤凹陷或隆起等，晚期可出现远处转移，常见的转移部位为骨、肺、肝、脑等，转移造成的多器官功能衰竭可危及生命。

乳腺癌的病因尚未完全清楚，已知的患病危险因素包括乳腺癌家族史，良性乳腺疾病史，月经初潮早、绝经晚，初产年龄大或未生育、未哺乳，肥胖，长期补充雌激素，长期吸烟，过量饮酒，青少年时期胸部接受高剂量放射线照射等。这些危险因素可增加乳腺癌的患病风险，但乳腺癌的发生常为多种因素综合作用的结果。

早期诊断，尽早治疗，可以降低治疗成本，延长寿命。采取健康生活方式，积极治疗和康复训练，有助于改善生活质量。

健康指导建议（请关注"□"中打"✔"条目）

●健康生活方式

- □ 避免服用含有雌激素的药物（如某些避孕药）、保健品等。
- □ 控制体重。尤其是绝经后超重或肥胖患者需要通过健康饮食、合理运动等方式控制体重。体质指数（BMI）达到 $18.5kg/m^2$ 且低于 $24kg/m^2$（65 岁以上老年人可适当增加）；男性腰围 <85cm，女性腰围 <80cm。
- □ 食物多样，营养均衡，多吃新鲜蔬菜、水果，避免高糖、高脂饮食。
- □ 不吸烟（吸烟者戒烟）。
- □ 避免接触二手烟。
- □ 限制饮酒或不饮酒。
- □ 避免过度劳累，规律作息，保证睡眠充足。
- □ 身体状况允许时可在医生指导下适量运动，以不引起劳累和不适为宜。
- □ 保持心情舒畅、情绪稳定，减轻精神压力。

●治疗与康复

- □ 术后在专业医生指导下循序渐进进行上肢功能锻炼，如上肢旋转、屈伸等动作。康复过程中如有疼痛加剧等不适症状应及时咨询专业医生。
- □ 术后患侧上肢避免长时间下垂，避免负重、抽血、静脉输液、皮下注射、测量血压，避免蚊虫叮咬，休息和睡眠时避免压迫患侧手臂，避免佩戴过紧的戒指、手镯、手表等，以免影响淋巴回流。如已发生上肢淋巴水肿，应及时就诊。
- □ 化疗期间遵医嘱按时复查血常规、血生化等；注意休息，适当活动；注意饮食卫生，保持营养均衡，适当增加优质蛋白质摄入；保持口腔清洁；远离呼吸道传播疾病患者，必要时佩戴口罩。

☐ 放疗期间避免放疗区域皮肤摩擦,保持局部皮肤通风干燥、清洁;避免使用过热的水洗浴;避免穿紧身内衣;照射区域避免日光照射、热敷或冰敷等刺激;照射区域不可擅自涂抹药膏、粘贴胶布。如有皮肤红肿、瘙痒、疼痛、水疱、破溃等症状,须及时就诊。

☐ 内分泌治疗期间要按时服药,适当补钙,遵医嘱定期复查妇科彩超、骨密度、血常规、血生化等检查。

☐ 靶向治疗期间要遵医嘱定期复查心电图、超声心动图等心脏检查,如有胸闷、气短等症状须及时就诊;若出现严重恶心呕吐、腹泻等症状,须及时就诊,在医生指导下对症治疗。

☐ 放化疗及内分泌治疗期间,应严格避孕,建议采用工具避孕。有生育需求的年轻患者可在化疗开始前向医生咨询卵巢功能保护措施。治疗结束后如有生育计划,建议备孕前先咨询专业医生。

☐ 遵医嘱终身定期复查,若出现不适症状,如固定部位的骨骼疼痛、头痛、呕吐等,随时就诊。

● **急症处理**

☐ 治疗期间如果出现严重不良反应,如严重呕吐、腹泻、高热等,或出现其他严重情况,尽快到医院就诊。

其他指导建议

_____

_____

_____

_____

_____

_____

医生/指导人员签名:　　　　咨询电话:　　　　日期:　　年　　月　　日

乳腺癌患者健康教育处方使用说明

★**使用对象**:乳腺癌患者。

★**使用方法**

1. 本处方不能替代医务人员开具的医疗处方,主要用于患者健康生活方式指导。

2. 医务人员应结合患者的病情、健康危险因素等,提供有针对性的健康指导。

宫颈癌患者健康教育处方（2024 年版）

姓名：　　　　　性别：　　　　　年龄：　　　　　诊断：

 宫颈癌是发生于子宫颈上皮组织的恶性肿瘤。宫颈癌是我国女性生殖道最常见的恶性肿瘤，常见类型为鳞状细胞癌、腺癌等。宫颈癌的早期可以没有症状，有时表现为同房出血、白带增多等。晚期可出现水样白带、阴道大量流血、肾盂积水、盆腔疼痛等，危及生命。

 宫颈癌的主要危险因素包括持续感染高危型人乳头瘤病毒（HPV）、多个性伴侣、吸烟、性生活过早（<16 岁）、患有性传播疾病、服用口服避孕药或免疫抑制剂等。有性生活的女性需要定期接受宫颈癌筛查，一旦发现患有癌前病变需要及时诊治，否则有可能发生宫颈癌。

 早诊断，早治疗，可以降低治疗成本，延长寿命。采取健康生活方式，积极治疗和康复训练，有助于身体康复，改善生活质量。

健康指导建议（请关注"□"中打"✓"条目）

●健康生活方式

- □ 正视疾病，尽快就医，积极治疗。
- □ 食物多样，营养均衡，多吃新鲜蔬菜、水果、奶类、豆制品，适量吃鱼、禽、蛋、瘦肉。
- □ 不吸烟（吸烟者戒烟）。
- □ 避免接触二手烟。
- □ 限制饮酒或不饮酒。
- □ 避免过度劳累，规律作息，保证睡眠充足。
- □ 身体状况允许时可在医生指导下适量运动，以不引起劳累和不适为宜。
- □ 保持心情舒畅、情绪稳定，减轻精神压力。
- □ 宫颈癌治疗结束后，可以适度进行性生活。

●治疗与康复

- □ 需要药物治疗者严格遵医嘱用药。
- □ 宫颈癌术后盆底康复。术后可能出现尿潴留（排尿不畅）或尿失禁等表现，轻度尿潴留或尿失禁患者可进行盆底功能锻炼，以改善症状。
- □ 下肢淋巴水肿康复。下肢淋巴水肿是根治性手术和放疗后常见的并发症，表现为下肢肿胀或腹股沟（大腿根部）肿胀，有时影响走路。患侧下肢要避免长时间下垂、运动，可以每天抬高患肢，穿弹力袜对减少淋巴水肿的发生有一定效果。如已发生下肢淋巴水肿，可进行按摩以促进淋巴回流，或到专业科室咨询处理。
- □ 化疗期间康复。化疗期间患者免疫功能受到抑制，身体抵抗力下降，容易感冒。化疗疗程的间歇期（即每次化疗后的空档时间，一般为 3 周到一个月左右）应居家休息，减少亲友探望，避免去人群聚集、通风不良的环境，外出时佩戴口罩，按时复查血常规、血生化等，必要时进行升白细胞、保肝等药物治疗。

□ 放疗期间康复。根治性放疗患者根据医嘱检查血常规等,警惕骨髓抑制(如白细胞明显减少等)。平时遵医嘱进行阴道冲洗,以免出现阴道粘连。一般在放疗后3~6个月可能出现放射性膀胱炎和直肠炎,表现为血尿、便血或腹泻,须及时就诊。

□ 长期康复计划。患者诊断后须长期随诊、遵医嘱定期复查。每次随诊时,患者应主动告诉医生有无阴道排液、盆腔疼痛、浅表包块、大小便不通畅、下肢肿胀等情况。

□ 全方位康复计划。积极做好自我管理,与病友交流分享治疗经验,互相鼓励和支持,树立积极治疗信念。

●急症处理

□ 晚期宫颈癌表面如大血管破裂,可能导致严重的突发大量出血。一旦遇到此情况,应立刻到最近的医院就诊。

□ 出现其他严重情况,尽快到医院就诊。

其他指导建议

_____

_____

_____

_____

_____

_____

_____

医生/指导人员签名: 咨询电话: 日期: 年 月 日

宫颈癌患者健康教育处方使用说明

★**使用对象**:宫颈癌患者。

★**使用方法**

1. 本处方不能替代医务人员开具的医疗处方,主要用于患者健康生活方式指导。

2. 医务人员应结合患者的病情、健康危险因素等,提供有针对性的健康指导。

宫颈癌前病变患者健康教育处方（2024年版）

姓名：　　　　　性别：　　　　　年龄：　　　　　诊断：

宫颈癌前病变是指与宫颈癌密切相关的一组宫颈病变，分为低级别病变和高级别病变。低级别病变大多可以消退，只有极少数向宫颈高级别病变发展，最终发展为宫颈癌。因此对低级别病变可以观察，对其中有向高级别发展的病变可以进行冷冻、激光等物理治疗。高级别病变向宫颈癌自然发展的风险高，若不及时治疗，有一部分将发展为宫颈癌，因此发现有高级别病变，需要在宫颈进行局部手术治疗。

宫颈癌前病变的发生与高危型人乳头瘤病毒（HPV）的持续感染有关，一般多无特殊临床表现，部分患者在同房后有出血症状。通过定期接受宫颈癌筛查，及早发现，及时治疗，绝大多数宫颈癌前病变可以治愈。治疗后的定期随访和复查非常关键，可以及时发现宫颈癌前病变复发，及早干预，预防其发展为宫颈癌。

采取健康生活方式，积极治疗，有助于身体康复，改善生活质量。

健康指导建议（请关注"□"中打"✓"条目）

●健康生活方式

□ 树立信心，积极治疗，绝大多数宫颈癌前病变能彻底治愈。

□ 注意性生活健康。推荐使用安全套，避免多性伴等。

□ 食物多样，多吃新鲜蔬菜、水果、奶类、豆制品，适量吃鱼、禽、蛋、瘦肉。

□ 不吸烟（吸烟者戒烟）。

□ 避免接触二手烟。

□ 限制饮酒或不饮酒。

□ 避免过度劳累，规律作息，保证睡眠充足。

□ 可在医生指导下适量运动，以不引起劳累和不适为宜。

□ 保持心情舒畅、情绪稳定，减轻精神压力。

●治疗与康复

□ 积极治疗宫颈癌前病变。如果活检诊断为宫颈癌前病变，医生会根据患者的年龄、病史、体格检查和辅助检查来决定治疗方式。如果需要服药治疗，遵医嘱服药。

□ 进行宫颈相关手术治疗后，应遵医嘱休息，保持伤口清洁卫生，降低感染风险，促进伤口快速愈合。

□ 因宫颈癌前病变有时与早期宫颈癌同时存在，在宫颈癌前病变手术后发现有宫颈癌时，应听从医生意见，继续治疗宫颈癌。

□ 治疗后的宫颈癌前病变仍有发展为宫颈癌的风险，治疗后须遵医嘱长期定期复查，及时发现复发，及早干预，避免向宫颈癌发展。不能一次检查正常就中断复查，以免延误宫颈癌的早期发现。如出现同房出血等异常症状，须尽快到医院检查。

□ 有生育需求的女性,治疗后应在医生指导下备孕。

其他指导建议

_____

_____

_____

_____

_____

_____

_____

医生 / 指导人员签名:　　　　咨询电话:　　　　日期:　　　年　　月　　日

宫颈癌前病变患者健康教育处方使用说明

★使用对象:宫颈癌前病变患者。

★使用方法

　1. 本处方不能替代医务人员开具的医疗处方,主要用于患者健康生活方式指导。

　2. 医务人员应结合患者的病情、健康危险因素等,提供有针对性的健康指导。

外阴阴道假丝酵母菌病患者健康教育处方(2024年版)

姓名： 性别： 年龄： 诊断：

外阴阴道假丝酵母菌病曾称"霉菌性阴道炎""外阴阴道念珠菌病"，主要是由假丝酵母菌引起的外阴阴道炎症。主要症状包括外阴阴道瘙痒、灼痛、性交痛、尿痛等，阴道分泌物增多，呈白色凝乳样或豆腐渣样。部分女性阴道中会有假丝酵母菌存在，正常情况下不会引起症状。如果长期使用抗生素，或妊娠期及患糖尿病时，机体免疫力下降，以及其他诱因使会阴部及阴道内微环境变化，可导致阴道内菌群失调，假丝酵母菌大量繁殖而引发外阴阴道假丝酵母菌病。

采取健康生活方式，积极治疗，有助于身体康复，改善生活质量。

健康指导建议(请关注"□"中打"✔"条目)

●健康生活方式

□ 不穿紧身化纤内裤。

□ 勤换洗内裤。内裤单独清洗，不混洗。开水烫洗内裤及用过的盆和毛巾，在阳光下晾晒、干燥。

□ 不要使用肥皂、浴液、阴道冲洗液等清洗外阴或冲洗阴道，只需用清水清洗外阴，清洁即可。

□ 患病期间症状严重时，尽量不要发生性行为，如发生性行为应使用安全套。

□ 食物多样，营养均衡，多吃新鲜蔬菜、水果、奶类、豆制品，适量吃鱼、禽、蛋、瘦肉。

□ 不吸烟(吸烟者戒烟)。

□ 避免接触二手烟。

□ 限制饮酒或不饮酒。

□ 避免过度劳累，规律作息，保证睡眠充足。

□ 可在医生指导下适量运动，以不引起劳累和不适为宜。

□ 保持心情舒畅、情绪稳定，减轻精神压力。

●治疗与康复

□ 遵医嘱用药。

□ 性伴侣一般不需要治疗。如果患者治疗后仍未明显好转或反复发作，或者性伴侣有症状，建议性伴侣再进行相关检查，并根据检查结果确定是否需要进行治疗。

□ 如果治疗后症状持续存在，要继续遵医嘱复诊。

□ 糖尿病患者应遵医嘱积极治疗，控制血糖，尽量避免由于血糖升高引起阴道环境改变。

□ 避免因抗生素滥用导致阴道内菌群失调，遵医嘱严格使用抗生素，不要长期使用抗生素。

□ 该病很容易复发，必须接受规范治疗。

其他指导建议

医生 / 指导人员签名：　　　　咨询电话：　　　　日期：　　年　月　日

外阴阴道假丝酵母菌病患者健康教育处方使用说明

★使用对象：外阴阴道假丝酵母菌病患者。

★使用方法

　1. 本处方不能替代医务人员开具的医疗处方，主要用于患者健康生活方式指导。

　2. 医务人员应结合患者的病情、健康危险因素等，提供有针对性的健康指导。

细菌性阴道病患者健康教育处方（2024 年版）

姓名：　　　　　性别：　　　　　年龄：　　　　　诊断：

　　细菌性阴道病是由于阴道内正常菌群失调引起的混合感染性疾病。正常阴道环境中以乳杆菌为主，患细菌性阴道病时乳杆菌减少，导致厌氧菌等其他微生物大量繁殖。部分患者没有明显症状，有症状的患者主要表现为阴道分泌物增多，有鱼腥臭味的稀薄样白带，可伴有轻度外阴瘙痒或烧灼感。

　　细菌性阴道病可引起盆腔炎、不孕、流产、早产、新生儿感染等不良后果，因此有症状者须及时治疗。

　　采取健康生活方式，积极治疗，有助于身体康复，改善生活质量。

健康指导建议（请关注"□"中打"✔"条目）

● **健康生活方式**

- □ 根据医生建议正确使用抗生素，避免因为滥用抗生素导致阴道内菌群失调。
- □ 勤换洗内裤，注意外阴清洁。不要使用肥皂、浴液、阴道冲洗液等清洗外阴或冲洗阴道，只需用清水清洗外阴，清洁即可。
- □ 食物多样，营养均衡，多吃新鲜蔬菜、水果、奶类、豆制品，适量吃鱼、禽、蛋、瘦肉。
- □ 不吸烟（吸烟者戒烟）。
- □ 避免接触二手烟。
- □ 限制饮酒或不饮酒。
- □ 避免过度劳累，规律作息，保证睡眠充足。
- □ 可在医生指导下适量运动，以不引起劳累和不适为宜。
- □ 保持心情舒畅、情绪稳定，减轻精神压力。

● **治疗与康复**

- □ 有症状的患者，或准备进行妇产科手术的患者，以及确诊但没有症状的孕妇，均应在医生指导下用药治疗。
- □ 性伴侣一般不需要治疗。
- □ 治疗后如不再有外阴瘙痒、阴道分泌物异味等症状，不需要随访。

其他指导建议

_____

_____

_____

_____

_____

_____

_____

医生/指导人员签名：　　　咨询电话：　　　日期：　　年　月　日

细菌性阴道病患者健康教育处方使用说明

★**使用对象**：细菌性阴道病患者。

★**使用方法**

1. 本处方不能替代医务人员开具的医疗处方，主要用于患者健康生活方式指导。

2. 医务人员应结合患者的病情、健康危险因素等，提供有针对性的健康指导。

滴虫阴道炎患者健康教育处方（2024年版）

姓名：　　　　　性别：　　　　　年龄：　　　　　诊断：

　　滴虫阴道炎是由阴道毛滴虫引起的常见阴道炎症。主要症状包括阴道分泌物增多、外阴瘙痒，可有灼热感、疼痛等，有些合并尿道感染的患者会有尿频、尿痛等。滴虫阴道炎可导致盆腔炎，怀孕女性患病可导致早产等，因此须及时治疗。

　　滴虫阴道炎主要经性接触直接传播，也可以通过受污染的公共浴池、浴盆、浴巾、游泳池、坐便器、衣物、器械等间接传播。

　　采取健康生活方式，积极治疗，有助于身体康复，改善生活质量。

健康指导建议（请关注"□"中打"✔"条目）

●健康生活方式

□ 注意外阴清洁卫生，每天用清水清洗外阴。

□ 患病期间若发生性行为，应使用安全套。

□ 每天换洗内裤。换洗后的内裤及清洗外阴用的毛巾用清水煮沸5~10分钟，以消灭滴虫。

□ 应与家人（特别是女性亲属，如女儿）分开使用毛巾、洗下身的盆以及床单等，避免互相传染。

□ 食物多样，营养均衡，多吃新鲜蔬菜、水果、奶类、豆制品，适量吃鱼、禽、蛋、瘦肉。

□ 不吸烟（吸烟者戒烟）。

□ 避免接触二手烟。

□ 限制饮酒或不饮酒。

□ 避免过度劳累，规律作息，保证睡眠充足。

□ 可在医生指导下适量运动，以不引起劳累和不适为宜。

□ 保持心情舒畅、情绪稳定，减轻精神压力。

●治疗与康复

□ 遵医嘱用药。

□ 需要同时对性伴侣进行治疗。

□ 治疗后遵医嘱复查。

_____

_____

_____

_____

_____

_____

_____

医生 / 指导人员签名：　　　　　咨询电话：　　　　日期：　　年　月　日

滴虫阴道炎患者健康教育处方使用说明

★使用对象：滴虫阴道炎患者。

★使用方法

　1. 本处方不能替代医务人员开具的医疗处方，主要用于患者健康生活方式指导。

　2. 医务人员应结合患者的病情、健康危险因素等，提供有针对性的健康指导。

急性宫颈炎患者健康教育处方（2024年版）

姓名： 性别： 年龄： 诊断：

    急性宫颈炎指子宫颈的急性炎症，可由多种病原体引起（如淋病奈瑟菌、沙眼衣原体等性传播疾病病原体，以及其他细菌、病毒和支原体等），还可能与宫颈损伤、宫颈异物等有关。大部分患者没有明显症状。有症状者主要表现为阴道分泌物（白带）增多，呈黏液脓性，可出现月经间期出血、性交后出血等。急性宫颈炎如果未能及时正确诊治，可引起子宫、输卵管等感染，导致盆腔炎、不孕等不良后果。

    采取健康生活方式，积极治疗，有助于身体康复，改善生活质量。

健康指导建议（请关注"□"中打"✔"条目）

●健康生活方式

- □ 治疗期间避免性生活。
- □ 食物多样，营养均衡，多吃新鲜蔬菜、水果、奶类、豆制品，适量吃鱼、禽、蛋、瘦肉。
- □ 不吸烟（吸烟者戒烟）。
- □ 避免接触二手烟。
- □ 限制饮酒或不饮酒。
- □ 避免过度劳累，规律作息，保证睡眠充足。
- □ 身体状况允许时可在医生指导下适量运动，以不引起劳累和不适为宜。
- □ 保持心情舒畅、情绪稳定，减轻精神压力。

●治疗与康复

- □ 遵医嘱用药。
- □ 如果经检查确诊是由性传播疾病病原体如淋病奈瑟菌、沙眼衣原体等引起，需要同时对性伴侣进行检查及治疗。
- □ 由性传播疾病病原体引起的急性宫颈炎患者，在治疗后4~6周复查病原体。
- □ 及时规范治疗细菌性阴道病、外阴阴道假丝酵母菌病等相关阴道炎症，避免发展为急性宫颈炎。

其他指导建议

_____

_____

_____

_____

_____

_____

_____

医生 / 指导人员签名：　　　　咨询电话：　　　　日期：　　年　月　日

急性宫颈炎患者健康教育处方使用说明

★使用对象：急性宫颈炎患者。

★使用方法

1. 本处方不能替代医务人员开具的医疗处方，主要用于患者健康生活方式指导。

2. 医务人员应结合患者的病情、健康危险因素等，提供有针对性的健康指导。

盆腔炎性疾病患者健康教育处方（2024 年版）

姓名：　　　　性别：　　　　年龄：　　　　诊断：

　　盆腔炎性疾病（简称"**盆腔炎**"）包括子宫内膜炎、输卵管炎、输卵管卵巢脓肿和盆腔腹膜炎等。主要病原体包括淋病奈瑟菌、沙眼衣原体等性传播疾病病原体，其他病原体如细菌、病毒和支原体等也可引起盆腔炎。几乎所有病原体都是通过阴道上行感染宫颈，进而导致盆腔炎。

　　盆腔炎的主要症状包括发热、下腹痛、阴道分泌物（白带）增多等。如果延误治疗，可能导致不孕、宫外孕、卵巢脓肿、慢性盆腔痛等疾病。

　　采取健康生活方式，积极治疗，有助于身体康复，改善生活质量。

健康指导建议（请关注"□"中打"✔"条目）

●健康生活方式

□ 治疗期间避免性生活。

□ 食物多样，营养均衡，多吃新鲜蔬菜、水果、奶类、豆制品，适量吃鱼、禽、蛋、瘦肉。

□ 不吸烟（吸烟者戒烟）。

□ 避免接触二手烟。

□ 限制饮酒或不饮酒。

□ 避免过度劳累，规律作息，保证睡眠充足。

□ 身体状况允许时可在医生指导下适量运动，以不引起劳累和不适为宜。

□ 保持心情舒畅、情绪稳定，减轻精神压力。

●治疗与康复

□ 遵医嘱持续规范治疗。出现盆腔脓肿的部分患者需要手术治疗。

□ 使用抗生素治疗的患者，应在 3 天内复查。如果症状没有好转，建议进一步检查，确定是否需要住院治疗。

□ 由性传播疾病病原体如淋病奈瑟菌、沙眼衣原体等引起的盆腔炎患者，须在治疗后遵医嘱复查，并对性伴侣进行检查和药物治疗。

□ 及时规范治疗细菌性阴道病、外阴阴道假丝酵母菌病等相关阴道炎症和宫颈炎症，避免发展为盆腔炎。

●急症处理

□ 如病情加重，尤其是出现下列情况，应尽快到医院就诊。

　　1. 持续高热、寒战。

　　2. 下腹部疼痛、恶心、呕吐等。

　　3. 其他严重情况。

其他指导建议

_____

_____

_____

_____

_____

_____

_____

医生 / 指导人员签名：　　　咨询电话：　　　日期：　　年　月　日

盆腔炎性疾病患者健康教育处方使用说明

★使用对象：盆腔炎性疾病患者。

★使用方法

1. 本处方不能替代医务人员开具的医疗处方，主要用于患者健康生活方式指导。

2. 医务人员应结合患者的病情、健康危险因素等，提供有针对性的健康指导。

孕期贫血患者健康教育处方（2024年版）

姓名：　　　　　性别：　　　　　年龄：　　　　　诊断：

孕期容易发生**贫血**，其诊断标准是孕期血红蛋白含量低于110g/L。贫血轻者症状不明显，或只有皮肤、口唇和睑结膜稍苍白；随着贫血的加重，可出现乏力、头晕、心悸、气短、食欲不振等情况。贫血可以增加妊娠期高血压、产后出血、产褥感染、早产、低出生体重、新生儿窒息、婴幼儿贫血等风险，严重贫血还可危及孕妇和胎儿生命。

　　孕期贫血的主要危险因素包括有贫血病史、孕前月经量多、多次怀孕或1年内连续怀孕、素食、胃肠功能紊乱等。采取健康生活方式，积极规范治疗，有助于身体康复，改善母婴健康和生活质量。

健康指导建议（请关注"□"中打"✔"条目）

●健康生活方式

□ 食物多样，营养均衡，不偏食，不挑食。

□ 动物性食品补铁效果好。鼓励每天吃鱼、禽、蛋、瘦肉共3~5两(150~250g)，其中包括畜禽瘦肉1~3两(50~150g)。

□ 每周吃1~2次动物血或肝脏。

□ 每天吃1斤(500g)左右新鲜蔬菜，深绿色或橙红色等有色蔬菜至少占一半，含草酸的食物不宜多吃，如菠菜、甜菜、海带、芦笋等，会影响铁的吸收率。

□ 每天吃4~8两水果(200~400g，如1~2个中等大小的苹果)。涩柿子、石榴、葡萄等抑制铁剂吸收的水果，不宜与其他水果同食或在治疗期间大量食用。

□ 避免喝浓茶、浓咖啡和奶茶。

□ 不吸烟(吸烟者戒烟)，避免接触二手烟。

□ 不饮酒。

□ 避免过度疲劳，规律作息，保证充足睡眠。

□ 身体状况允许时可在医生指导下适量运动，以不引起劳累和不适为宜。

□ 保持心情舒畅、情绪稳定，减轻精神压力。

●治疗与康复

□ 轻度贫血者首选通过调整食物或膳食补充剂来改善贫血，如多吃瘦肉、肝脏和富含维生素C的食物。

□ 中重度贫血者在食物改善基础上，严格遵医嘱用药，不要自行停药或调整药物。

□ 餐中或餐后半小时同服铁剂与维生素C，利于铁剂吸收。铁剂不与钙剂同服。

□ 遵医嘱定期复查血常规，了解贫血治疗情况。

□ 如同时患有胃肠功能紊乱或消化不良等疾病，应及时就医，以免影响铁的摄入和吸收。

□ 血红蛋白恢复正常后，应继续口服铁剂3~6个月或至产后3个月，避免再次出现贫血。

●急症处理

□ 如病情加重,尤其是出现下列情况,应尽快到医院诊治。

1. 如出现头晕、眼花、头痛、耳鸣、心悸、气促、嗜睡、注意力不集中、反应迟钝、手脚麻木或针刺感甚至昏厥等症状,或血红蛋白低于70g/L,提示贫血较重,应尽快就医。
2. 补充铁剂2周后,如症状未好转,应到医院进一步查找贫血原因。
3. 其他严重情况。

其他指导建议

_____

_____

_____

_____

_____

_____

_____

医生/指导人员签名:　　　　咨询电话:　　　　日期:　　　年　　月　　日

孕期贫血患者健康教育处方使用说明

★使用对象:孕期贫血患者。

★使用方法

1. 本处方不能替代医务人员开具的医疗处方,主要用于患者健康生活方式指导。
2. 医务人员应结合患者的病情、健康危险因素等,提供有针对性的健康指导。

孕产期抑郁患者健康教育处方（2024年版）

姓名：　　　　　性别：　　　　　年龄：　　　　　诊断：

孕产期抑郁（又称"围生期抑郁"）是指特发于女性妊娠期及产后4周内的抑郁症，但临床上常延长到产后1年，包括孕期抑郁及产后抑郁。若不治疗，一般持续半年以上，严重的也可持续1~2年，至少一半以上存在复发风险。

孕产期抑郁主要表现为情绪低落、高兴不起来、没有兴趣、易疲劳、精力差、焦虑烦躁、易起急、失眠、食欲差、自责内疚、悲观消极等。孕产期抑郁的危害很大，严重时会影响孕产妇及婴幼儿的身心健康、胚胎发育、母婴关系，甚至孩子成年后的身心健康，部分孕产妇会出现伤害自己及孩子的行为。

孕产期抑郁真正的病因并不明确，孕产期激素水平的剧烈变化起重要的作用，其他主要危险因素包括既往抑郁症史、孕期焦虑、应激事件及缺乏家庭社会支持等。

采取健康生活方式，积极治疗和康复训练，可有效促进孕产妇心理健康，促进家庭幸福与社会和谐。

健康指导建议（请关注"□"中打"✓"条目）

●健康生活方式

- □ 学习了解怀孕、分娩、哺乳和育儿等方面的知识，减轻担心与焦虑。
- □ 保持积极、乐观的良好心态，积极看待事物，积极适应怀孕、生孩子带来的各种变化。
- □ 遇到不开心的事，学会通过与家人、朋友聊天，做让自己感到心情放松的事，如散步、看电视、听音乐等，缓解紧张情绪，保持心情愉悦。
- □ 遇到问题和困难，及时向家人、朋友倾诉和求助，主动寻求抚慰和情感支持，妥善解决问题。
- □ 丈夫是应对孕产期抑郁的重要角色，应关注妻子的情绪变化，提供及时恰当的情感支持，加强沟通，与妻子共同承担家庭责任和育儿义务。
- □ 合理安排工作和生活，劳逸结合。
- □ 养成良好的睡眠习惯，保证充足睡眠。
- □ 食物多样，营养均衡，多吃新鲜蔬菜、水果、奶类、豆制品，适量吃鱼、禽、蛋、瘦肉。
- □ 身体状况允许时可在医生指导下进行适量运动，以不引起劳累和不适为宜。
- □ 在做好个人防护的前提下，多到户外活动、晒太阳。
- □ 尽量避免饮用如咖啡、浓茶等容易导致兴奋的饮料。
- □ 不吸烟（吸烟者戒烟）。
- □ 避免接触二手烟。
- □ 不饮酒。

●治疗与康复

☐ 一旦确诊,尽早治疗,避免讳疾忌医。

☐ 适用的治疗方法包括心理治疗、药物治疗、物理治疗及其他治疗,与专科医生共同协商确定具体治疗方案,并在专科医生的指导下系统治疗。

☐ 定期复查。如发现病情反复或加重,应尽快寻求专科医生帮助。

☐ 病情缓解后尽快恢复家庭及社会角色,合理安排生活、工作与育儿,避免过度劳累,防止疾病复发。

☐ 家人、同事的理解、陪伴和关爱是强有力的情感支持,有助于患者保持良好的心态,积极面对疾病,早日康复。

●急症处理

☐ 如病情加重,尤其是出现下列情况,应尽快到医院就诊,同时需要家人密切监护。

    1. 存在伤害自己及孩子的想法及行为。

    2. 生活不能自理。

    3. 服药后出现明显的药物不良反应。

    4. 其他严重情况。

其他指导建议

_____

_____

_____

_____

_____

_____

_____

医生/指导人员签名: 咨询电话: 日期: 年   月   日

孕产期抑郁患者健康教育处方使用说明

★使用对象:孕产期抑郁患者及其家属。

★使用方法

  1. 本处方不能替代医务人员开具的医疗处方,主要用于患者健康生活方式指导。

  2. 医务人员应结合患者的病情、健康危险因素等,提供有针对性的健康指导。

四、儿童青少年疾病

儿童先天性心脏病患者健康教育处方（2024年版）

姓名：　　　　　性别：　　　　　年龄：　　　　　诊断：

先天性心脏病（简称"先心病"）是由于胎儿时期心脏血管发育异常而导致的先天性心脏畸形。常见的先心病有室间隔缺损、房间隔缺损、动脉导管未闭、肺动脉狭窄、法洛四联症等。

先心病患儿可出现反复呼吸道感染、喂养困难、气促、易出汗、活动力差、生长发育迟缓等。发绀型先心病患儿则表现为口周发绀、杵状指（趾），走路时常喜欢下蹲动作。婴儿出生后即有颜面口唇、甲床青紫，往往为复杂先心病的表现。

先心病的预防很重要。备孕父母要保持身体健康、心情愉悦，有良好的生活习惯（戒烟、戒酒等）。特别是孕早期注意预防感冒及各种疾病的发生，发生疾病要在医生指导下谨慎用药。特殊情况下，医生可提出是否继续妊娠的建议。

大多数先心病患儿如果得到及时治疗，不会对孩子产生太大影响，畸形纠治后，患儿可以像正常孩子一样生长发育。一旦错过治疗时间（多指学龄前），先天畸形带来的继发性改变会让病情变得复杂，后续治疗更加困难，治疗风险增加，甚至失去手术机会。

采取健康生活方式，积极治疗，有助于身体康复，改善生活质量。

健康指导建议（请关注"□"中打"✔"条目）

●健康生活方式

□ 预防感冒，避免感染。避免去人群密集场所，防止交叉感染。

□ 杜绝参加高强度、剧烈的运动。

□ 家长须悉心照顾患儿，生活规律，保证患儿休息和睡眠充足，避免劳累。

□ 养成良好的卫生习惯，饭前便后洗手。

□ 饮食营养卫生，保证充足热量，避免油腻及辛辣食物。偏瘦的儿童，应遵医嘱喂养特殊的高热量食物。

□ 避免受到烟草危害。

□ 家长要密切关注患儿的情绪变化和心理状况，理解和关爱患儿，帮助患儿建立自信和战胜疾病的信心。如果患儿出现烦躁不安、恐惧及抑郁等表现，及时给予安抚和情感支持，必要时寻求专业人员帮助。

●治疗与康复

□ 症状、病变较轻，对生长发育影响不大的先心病患儿，因其有自然愈合的可能（一般在2岁以内愈合，5岁以后愈合的可能性小），可暂不手术，但应每半年至一年随诊复查一次，以掌握肺动脉压变化情况及缺损愈合情况，确定是否手术及手术时机。

□ 对一些症状明显（如反复呼吸道感染、肺炎、心功能不全）、病变较重（如全肺静脉异位引流、房室间隔缺损、大的室间隔缺损、大的动脉导管未闭或复合畸形）的先心病患儿，应及时手术。

□ 法洛四联症患儿一般应在1岁内予以手术治疗,长期缺血缺氧将影响其他器官的发育,加重继发畸形,影响手术远期疗效。而对于常出现缺氧发作的患儿则无年龄限制,尽早手术。

□ 严重发绀的先心病患儿(如大动脉转位、肺动脉闭锁等),由于其生存受到严重威胁,须在新生儿期立即手术。

□ 术后患儿应适当运动,并接受1~3个月的强心利尿治疗,促进心脏康复。

□ 病情复杂、需分期手术的患儿,要遵医嘱按时复查,以确定后续治疗的时间和方式。

●急症处理

□ 如病情加重,尤其是出现下列情况,应尽快到医院就诊。

    1. 喂养困难或婴儿拒食,呼吸急促,哭闹及吃奶后口唇青紫。

    2. 缺氧发作(可表现为晕厥、发绀加重等)。

    3. 其他严重情况。

其他指导建议

_____

_____

_____

_____

_____

_____

_____

_____

医生/指导人员签名:　　　　咨询电话:　　　　　日期:　　年　　月　　日

儿童先天性心脏病患者健康教育处方使用说明

★**使用对象**:儿童先天性心脏病患者的父母或看护人。

★**使用方法**

    1. 本处方不能替代医务人员开具的医疗处方,主要用于患者健康生活方式指导。

    2. 医务人员应根据每位患者的病程、具体的健康危险因素等,提供有针对性的健康指导。

儿童急性白血病患者健康教育处方（2024 年版）

姓名：　　　　性别：　　　　年龄：　　　　诊断：

　　急性白血病是造血系统的恶性疾病,发病率居儿童恶性肿瘤首位。由于白血病细胞在骨髓内异常增生和聚集并抑制正常造血,导致红细胞、中性粒细胞和血小板减少,临床可表现为贫血、发热、皮肤黏膜出血(如鼻出血)等。白血病细胞也可侵犯髓外组织,如肝、脾、淋巴结、脑膜、性腺、骨组织等,从而引起肝脾淋巴结肿大、中枢神经系统异常、睾丸肿大及关节疼痛等。白血病发病机制尚不明确,但已明确不是遗传性疾病,辐射、烷化剂及苯制剂暴露可能是潜在诱发因素。

　　儿童急性白血病预后良好,目前儿童急性淋巴细胞白血病的治愈率已达 80% 以上;急性髓细胞白血病的总体治愈率已达 70% 左右,其中急性早幼粒细胞白血病的治愈率已达 90% 以上。一旦确诊,应尽早前往具有诊治儿童血液肿瘤疾病能力的儿童医院或三级甲等医院的儿科血液肿瘤中心积极接受治疗。

　　生活方式干预是帮助患儿顺利渡过化疗期的重要措施之一。采取健康生活方式,积极治疗,有助于身体康复,改善生活质量。

健康指导建议（请关注"□"中打"✔"条目）

●健康生活方式

- □ 家长须悉心照顾患儿,生活规律,保证患儿休息和睡眠充足,避免劳累。
- □ 居住环境每日通风消毒,避免去人群密集场所,防止交叉感染。白细胞低或强化疗期间,外出时佩戴口罩。
- □ 保持手清洁卫生,饭前便后洗手。
- □ 注意口腔卫生,三餐前后用生理盐水漱口。血小板高于 30×10^9/L 时晨起及睡前用牙膏刷牙,低于 30×10^9/L 时用生理盐水或医用漱口水含漱 1 分钟以上。
- □ 预防会阴及肛周黏膜感染,便后用温水清洗肛周,女童须注意清洁外阴。
- □ 饮食营养卫生,保证充足热量。避免外出就餐,水果须新鲜且易清洗。餐具每日消毒。化疗后出现中性粒细胞缺乏的患儿,食物须经过高温蒸煮。
- □ 合理饮食,避免油腻及辛辣食物。注意膳食纤维摄入,保证每日排便,避免便秘。遵守特殊化疗药物治疗对饮食的要求(如门冬酰胺酶化疗期间应低脂饮食)。
- □ 化疗后血小板降低的患儿,吃软食,避免剧烈活动及磕碰。
- □ 带有中心静脉置管的患儿,定期接受护理维护及评估。
- □ 避免受到烟草危害。
- □ 休疗期间,病情平稳、血常规基本正常的患儿,可恢复社交。
- □ 家长要密切关注患儿的情绪变化和心理状况,理解和关爱患儿,帮助患儿建立自信和战胜疾病的信心。如果患儿出现烦躁不安、恐惧及抑郁等表现,及时给予安抚和情感支持,必要时寻求专业人员帮助。

●治疗与康复

□ 在儿童血液肿瘤专科医师指导下,接受长期规律治疗,不可随意中断治疗。儿童急性白血病平均治愈率为 80%,多数仅通过化疗即可获得良好预后,切勿轻易放弃治疗。

□ 化疗期间注意观察患儿化疗反应及副作用情况,出现病情变化,及时就诊。

□ 遵医嘱定期随诊,对原发病及脏器功能进行评估。停药一年内每 3~6 个月复诊一次,进行全面评估。停药第二年后每 3~6 个月复查血常规,每年进行正常儿童体格检查,出现复发症状随时复诊。

□ 关注远期生活质量,定期对认知、心理、内分泌及生殖等发育情况进行检查评估。

●急症处理

□ 如病情加重,尤其是出现下列情况,应尽快到有条件的医院进行救治。

1. 化疗后出现白细胞明显减少等重度骨髓抑制,并伴发热。

2. 出现精神状态差、胸闷、呼吸困难、明显腹痛、频繁呕吐、肢体麻痹、肢体活动异常、少尿等。

3. 出现明显出血倾向,如严重鼻出血、皮肤瘀点瘀斑、牙龈出血、便血、血尿等。

4. 其他严重情况。

其他指导建议

_____

_____

_____

_____

_____

_____

_____

医生 / 指导人员签名:　　　　咨询电话:　　　　日期:　　年　　月　　日

儿童急性白血病患者健康教育处方使用说明

★使用对象:儿童急性白血病患者的父母或看护人。

★使用方法

1. 本处方不能替代医务人员开具的医疗处方,主要用于患者健康生活方式指导。

2. 医务人员应结合患者的病情、健康危险因素等,提供有针对性的健康指导。

儿童癫痫患者健康教育处方（2024 年版）

姓名：　　　　　性别：　　　　　年龄：　　　　　诊断：

癫痫是儿童神经系统常见的发作性疾病。癫痫发作是指脑神经元异常、过度同步化放电所造成的一过性临床表现。间隔 24 小时以上，出现至少 2 次无诱因的癫痫发作即可诊断为癫痫。

癫痫发作的临床表现多种多样，可表现为肢体抽搐、意识丧失、感觉异常、大小便失禁、情感及行为障碍等，但对同一个患者而言发作表现相对固定。癫痫可在任何年龄起病，表现为一种或多种发作形式，部分患者可伴智力或运动发育落后、注意缺陷多动障碍、孤独症谱系障碍、学习困难和精神障碍等。癫痫患者可出现自卑、注意力下降、成绩下降等心理、行为、认知、学业及社会问题，严重影响患者生活质量。

约 70% 的癫痫患者通过正规的抗癫痫药物治疗，癫痫发作可得到控制；约 30% 的患者为药物难治性癫痫。少数发作控制不住的患者在病程中可出现癫痫持续状态（癫痫持续发作超过 30 分钟或反复发作间期意识持续不恢复超过 30 分钟）。癫痫控制效果与癫痫的病因、抗癫痫药物的合理选择和应用等有关。

采取健康生活方式，积极治疗和控制癫痫发作，有助于身体康复，改善生活质量。

健康指导建议（请关注"□"中打"✓"条目）

●健康生活方式

□ 家长须悉心照顾患者，注意观察和记录患者的癫痫发作情况和治疗情况。
□ 避免强烈的声光刺激。
□ 避免游泳、玩惊险刺激的游戏（如坐过山车）等，以免发生意外伤害。
□ 生活规律，保证充足的睡眠。
□ 饮食与同龄儿童相仿，没有特别的禁忌。
□ 家长要密切关注患者的情绪变化和心理状况，理解和关爱患者，帮助患者建立自信和战胜疾病的信心。如果患者出现烦躁不安、恐惧及抑郁等表现，及时给予安抚和情感支持，必要时寻求专业人员帮助。

●治疗与康复

□ 长期药物治疗。遵医嘱坚持长期规律药物治疗，不可自行停药或调整药物。
□ 监测和记录癫痫发作及治疗情况。准备记录本，及时记录癫痫发作的时间、表现、影响发作的因素，记录相应药物治疗的调整情况等。
□ 定期复查。在医生指导下定期复查抗癫痫药物血药浓度及脑电图等，监测药物不良反应，调整药物剂量。
□ 注意药物不良反应。初次服药前应通读药物说明书，了解药物的不良反应。初次用药后应注意是否有皮疹、发热、性格改变等，并根据服用药物定期监测血常规、肝肾功能等生化指标，在医生的指导下预防和尽早发现药物的不良反应。

☐ 药物以外的治疗。如抗癫痫药物控制发作欠佳，可在医生指导下进行生酮饮食（高脂肪、低碳水化合物和低蛋白质饮食）治疗或癫痫外科手术评估，对于生酮饮食治疗效果不佳或不能手术治疗的难治性癫痫，也可进行迷走神经刺激术治疗。

☐ 将患者的癫痫发作情况及急症处理方式告知幼儿园老师或学校班主任，以便及时发现和处理。

● **急症处理**

☐ 癫痫患者如果病程中曾有 5 分钟以上的发作或 24 小时内出现过 3 次及以上的发作，家庭应备用院前急救药及时终止发作。

☐ 如果癫痫发作持续时间超过 5 分钟或数小时内频繁出现癫痫发作，使用院前急救药发作不能终止，应拨打 120 呼叫救护车或及时到最近的医院就诊，尽快终止发作。

☐ 患者癫痫发作时，注意以下几点。

　1. 将患者的头偏向一侧，解开领口的扣子，保持呼吸道通畅。

　2. 记录发作的时间和表现，如果多人在旁边，可以用手机录像记录发作情况。

　3. 不要将手指或其他物体塞入患者口中，防止误吸，多数患者发作可自行缓解。

　4. 避免强行按压患者身体，以免发生骨折。

☐ 就诊时携带记录患者日常发作情况及用药情况的记录本，有助于医生了解情况和选择抗癫痫药物。

其他指导建议

_____

_____

_____

_____

_____

_____

医生 / 指导人员签名：　　　　咨询电话：　　　　　日期：　　　年　　　月　　　日

儿童癫痫患者健康教育处方使用说明

★**使用对象**：儿童癫痫患者的父母或看护人。

★**使用方法**

　1. 本处方不能替代医务人员开具的医疗处方，主要用于患者健康生活方式指导。

　2. 医务人员应结合患者的病情、健康危险因素等，提供有针对性的健康指导。

5岁以下儿童营养不足患者健康教育处方(2024年版)

姓名：　　　　　性别：　　　　　年龄：　　　　　诊断：

5岁以下儿童营养不足包括生长迟缓、低体重和消瘦。5岁以下儿童营养不足不仅会导致儿童体格生长迟缓，影响儿童智力和神经心理发育，还会增加成年后患高血压、冠心病、糖尿病等慢性病的风险。

5岁以下儿童营养不足的主要影响因素包括疾病、喂养方式、营养膳食以及卫生保健等。定期接受儿童健康管理服务、进行生长发育监测，采取母乳喂养等合理的喂养方式，提供充足的膳食营养，有助于预防和控制营养不足，促进儿童生长发育，提高儿童健康水平和生活质量。

健康指导建议（请关注"□"中打"✔"条目）

●健康生活方式

0~24月龄婴幼儿

□ 母乳喂养。坚持6月龄内纯母乳喂养，添加辅食后继续母乳喂养至2岁或更久。

□ 6月龄起添加辅食。从富含铁的泥糊状食物（如强化铁的米粉、肉泥）开始，从少到多，从稀到稠，从一种到多种，逐步达到食物多样。

□ 7~9月龄婴儿需每天保持600mL以上奶量，辅食添加逐渐达到每天至少1个蛋黄以及25g肉禽鱼，谷类不低于20g，蔬菜、水果类各25~100g。

□ 10~12月龄婴儿应保持每天600mL奶量，每天1个鸡蛋（至少1个蛋黄）以及25~75g肉禽鱼，谷类20~75g，蔬菜、水果类各25~100g。

□ 13~24月龄幼儿的奶量应维持约500mL，每天1个鸡蛋以及50~75g肉禽鱼，谷类50~100g，蔬菜、水果类各50~150g。

□ 食物多样。每天进食的食物至少包括母乳、动物性食物、谷薯类食物、蛋类、奶类、大豆类和坚果、深绿色或橙黄色蔬菜和水果、浅色蔬菜和水果等食物中的五大类。

□ 耐心喂养，鼓励但不强迫进食。

□ 生病时，坚持母乳喂养或鼓励孩子吃饭，病愈后增加食物频次和量。

□ 补充维生素D10μg（400IU）/d。

□ 避免接触二手烟。

□ 遵医嘱定期监测并评估体格生长指标。

2~5岁儿童

□ 食物多样，谷类为主。每天进食的食物应包括谷薯类、蔬菜水果类、畜禽鱼蛋奶类、大豆坚果类等，建议平均每天食物种类数达到12种以上，每周达到25种以上。

□ 每天饮奶，足量饮水，正确选择零食，不喝含糖饮料。

□ 适量吃鱼、禽、蛋、瘦肉，不吃或少吃烟熏和腌制肉制品。

□ 规律就餐，自主进食，不挑食，培养良好饮食习惯。

□ 经常户外活动,控制看电视或手机屏幕的时间,每天累计看屏幕时间不超过1小时。

□ 注意饮食卫生和饮食安全。

□ 避免接触二手烟。

□ 遵医嘱定期监测并评估体格生长指标。

● **治疗与康复**

□ 父母或看护人定期进行儿童营养咨询,了解孩子营养改善情况。

其他指导建议

_____

_____

_____

_____

_____

_____

_____

医生/指导人员签名: 咨询电话: 日期: 年 月 日

5岁以下儿童营养不足患者健康教育处方使用说明

★使用对象:5岁以下营养不足儿童的父母或看护人。

★使用方法

1. 本处方不能替代医务人员开具的医疗处方,主要用于患者健康生活方式指导。

2. 医务人员应结合患者的病情、健康危险因素等,提供有针对性的健康指导。

学龄前儿童肥胖患者健康教育处方（2024年版）

姓名：　　　　性别：　　　　年龄：　　　　诊断：

肥胖是在膳食等生活方式因素作用下，因能量摄入超过能量消耗，导致体内脂肪积累过多而危害健康的一种慢性代谢性疾病。学龄前儿童的肥胖以原发性肥胖为主，与长期不健康饮食、运动不足、静坐时间过长、睡眠不足、精神紧张等因素有关。肥胖严重影响儿童身心健康，不仅有可能导致自卑、抑郁等心理健康问题，还有可能损害儿童呼吸、心血管、骨骼肌肉、生殖等各个系统，引起儿童高血压、糖尿病、血脂异常等疾病。

帮助儿童从小养成健康的饮食和运动习惯，是预防肥胖发生的最好方法。定期接受儿童健康管理服务，监测身高（或身长）、体重和体质指数（BMI）变化，有助于保持健康体重，促进儿童生长发育，提高儿童健康水平和生活质量。

健康指导建议（请关注"□"中打"✓"条目）

●健康生活方式

- □ 监测体重和生长发育曲线。
- □ 控制总能量摄入，减少高糖、高脂、高能量食物的摄入（油炸食品、甜点心、奶油制品等）。
- □ 食物多样，谷类为主，每天进食的食物应包括谷薯类、蔬菜水果类、畜禽鱼蛋奶类、大豆坚果类等，建议平均每天食物种类数达到12种以上，每周达到25种以上。
- □ 规律进食，每日安排三次正餐和两次加餐，加餐以奶类、水果为主。
- □ 鼓励自主进食，避免过度喂养。
- □ 使用适合年龄的小碗盛饭，进食速度适宜。
- □ 食物烹饪时少盐少油少糖，建议每日盐摄入量：2~3岁儿童<2g，4~5岁儿童<3g。
- □ 减少在外就餐，鼓励在家就餐。
- □ 尽量减少静坐时间和视屏时间（看电视、玩手机、看电脑、打游戏等），每天累计视屏时间不超过1小时（尽量选择父母共同参与、互动的高质量节目）。
- □ 鼓励阳光下户外活动，每天进行3小时以上多种形式的身体活动，其中包括1小时中等强度至高强度的身体活动，如跑步、骑车、打球、游泳、跳舞等。
- □ 避免接触二手烟。
- □ 保证充足的睡眠，鼓励午睡。

●治疗与康复

- □ 在医生和营养师监督指导下调整饮食、运动以及睡眠等生活方式。
- □ 定期接受儿童健康管理服务。遵医嘱定期监测身高（或身长）、体重和BMI变化，体重增长过快时应及时就医。
- □ 避免使用减肥药物和减肥手术。

●**急症处理**

□ 如病情加重,尤其是出现下列情况,应尽快到医院就诊。

    1. 出现严重打鼾或睡眠呼吸暂停。

    2. 有烦躁、哭闹不止等异常情况。

    3. 其他严重情况。

其他指导建议

_____

_____

_____

_____

_____

_____

_____

医生/指导人员签名:　　　　咨询电话:　　　　日期:　　　年　　月　　日

学龄前儿童肥胖患者健康教育处方使用说明

★使用对象:学龄前肥胖儿童的父母或看护人。

★使用方法

    1. 本处方不能替代医务人员开具的医疗处方,主要用于患者健康生活方式指导。

    2. 医务人员应结合患者的病情、健康危险因素等,提供有针对性的健康指导。

儿童缺铁性贫血患者健康教育处方（2024年版）

姓名：　　　　　性别：　　　　　年龄：　　　　　诊断：

缺铁性贫血是儿童常见病,因体内铁储存缺乏导致血红蛋白合成减少而引起贫血。缺铁性贫血对儿童的生长发育影响很大,可造成儿童个子矮小、体弱、记忆力差、智力减退等。主要表现为面色苍白,口唇、指(趾)甲甲床缺乏血色;食欲减退;精神萎靡,活动时易感到疲倦无力;注意力不易集中,反应较慢,记忆力减退;易怒,常与小朋友发生冲突;常反复感染细菌或病毒;可出现肝脾肿大等。

儿童缺铁性贫血发生的原因主要有:①先天铁储备不足:母亲孕前及孕期铁的摄入量不足,早产、低出生体重使胎儿铁储备不足。②铁摄入不足:婴儿满6月龄时未及时添加含铁丰富的辅食;儿童饮食中铁缺乏,或存在挑食、偏食等不良饮食习惯。③铁需要量高:生长发育快,摄入的铁不能满足生长发育的需要。④铁吸收减少或丢失过多:膳食中缺乏维生素C,摄入的铁吸收率低;长期腹泻等疾病影响身体对铁的吸收利用;感染寄生虫病等造成长期慢性失血。

采取健康生活方式,积极治疗,有助于减轻贫血,促进身体康复,改善儿童生长发育。

健康指导建议（请关注"□"中打"✔"条目）

●健康生活方式

□ 母乳喂养。坚持6月龄内纯母乳喂养,添加辅食后继续母乳喂养至2岁或更久。

□ 6月龄起添加辅食。从富含铁的泥糊状食物(如强化铁的米粉、肉泥)开始,从少到多,从稀到稠,从一种到多种,逐步达到食物多样。

□ 合理搭配孩子饮食。多吃含铁丰富及铁吸收率高的食物(瘦肉、肝脏、血等),同时增加绿叶蔬菜、新鲜水果等富含维生素C的食物摄入,促进铁的吸收。

□ 纠正孩子挑食、偏食等不良饮食习惯。

□ 茶和咖啡能抑制铁吸收,应避免与含铁丰富的食物同时食用。

□ 孩子与家长都应养成饭前便后洗手的习惯,清洁餐具,预防肠道感染性疾病和寄生虫病。

□ 避免受到烟草危害。

●治疗与康复

□ 轻度贫血患儿首选通过调整食物或膳食补充剂来改善贫血,如多吃瘦肉、肝脏和富含维生素C的食物。

□ 中重度贫血患儿在食物改善基础上,严格遵医嘱用药,不可自行停药或更改服用剂量。

□ 铁剂口服对胃肠道刺激较大,可以在餐中或者餐后半小时服用以减轻胃肠道不适症状。

□ 遵医嘱复诊。

□ 定期监测血常规。

●**急症处理**

□ 儿童口服铁剂时,如出现恶心、呕吐、腹痛、便秘、腹泻等不良反应,或出现其他严重情况,应及时就诊。

其他指导建议

_____

_____

_____

_____

_____

_____

_____

医生 / 指导人员签名:　　　　咨询电话:　　　　日期:　　　年　　月　　日

儿童缺铁性贫血患者健康教育处方使用说明

★**使用对象**:缺铁性贫血儿童的父母或看护人。

★**使用方法**

1. 本处方不能替代医务人员开具的医疗处方,主要用于患者健康生活方式指导。

2. 医务人员应结合患者的病情、健康危险因素等,提供有针对性的健康指导。

儿童肺炎患者健康教育处方（2024年版）

姓名：　　　　　性别：　　　　　年龄：　　　　　诊断：

肺炎通常是由各种病原体引起的肺部炎症，表现为发热、咳嗽、气促等。肺部听诊可听到中细湿啰音，或胸部X线检查发现点片状阴影。大多数患儿起病较急，少数患儿起病则较隐匿。

轻症肺炎经及时、正规治疗常可完全康复。重症肺炎治疗时间较长，且可能遗留肺不张、支气管扩张和闭塞性细支气管炎等后遗症，如治疗不及时，可引起呼吸衰竭和全身各脏器功能衰竭，甚至死亡。

多数肺炎为感染性疾病，致病因素为病原体通过呼吸道侵入肺部。年幼儿（尤其是低出生体重儿）、先天性心脏病、缺铁性贫血、维生素D缺乏性佝偻病和免疫缺陷等患儿易感，秋冬寒冷季节、劳累、受凉等是常见的诱发因素。

采取健康的生活方式，积极治疗，有助于身体康复，改善生活质量。

健康指导建议（请关注"□"中打"✔"条目）

●健康生活方式

□ 保证休息，发热患儿可适当多饮水。

□ 给予营养充足、清淡、易消化饮食。尤其是伴呕吐、腹泻等胃肠症状者，可以少量多餐。小婴儿应避免呛奶。

□ 加强护理，勤翻身。

□ 适当开窗，保持室内空气流通。

□ 佩戴口罩，勤洗手，减少与他人的密切接触。避免去人群密集场所，防止交叉感染。

□ 避免受到烟草危害。

●治疗与康复

□ 遵医嘱按时、按量服药。不擅自停药或调整药物，尤其是抗生素类药物。

□ 咳嗽较重者，遵医嘱服用止咳药物。痰多者，可雾化治疗或拍背促进排痰。

□ 遵医嘱出院后1~2周复诊。

□ 如果肺部影像学检查结果持续异常，应长期随诊，在医生指导下进行治疗和适当康复训练。

●急症处理

□ 如病情加重，特别是突然出现剧烈咳嗽、憋气或呼吸困难，或出现其他严重情况，应立即就医。

其他指导建议

_____

_____

_____

_____

_____

_____

_____

医生 / 指导人员签名：　　　　咨询电话：　　　　　日期：　　　年　　月　　日

儿童肺炎患者健康教育处方使用说明

★**使用对象**：儿童肺炎患者的父母或看护人。

★**使用方法**

1. 本处方不能替代医务人员开具的医疗处方，主要用于患者健康生活方式指导。

2. 医务人员应结合患者的病情、健康危险因素等，提供有针对性的健康指导。

儿童腹泻病患者健康教育处方（2024 年版）

姓名：　　　　　性别：　　　　　年龄：　　　　　诊断：

　　儿童腹泻病是以大便次数增多和大便性状改变为特点的儿童常见疾病，6 月龄到 2 岁婴幼儿发病率高，是造成儿童营养不良、贫血及生长发育落后的主要原因之一。轻型腹泻主要表现为食欲不振，大便次数增多，偶有溢乳或呕吐，多在数日内痊愈。重型腹泻除了较重的胃肠道症状外，还伴有明显的脱水、电解质紊乱和全身感染中毒症状。

　　儿童腹泻病的主要致病因素包括肠内或肠外感染，以轮状病毒、诺如病毒最为常见；非感染性因素包括饮食因素、喂养不当、过敏、乳糖不耐受等；气候突然变化、腹部受凉、天气过热等也会引起儿童腹泻病。

　　采取健康的生活方式，积极治疗，有助于患儿身体康复，改善生活质量。

健康指导建议（请关注"□"中打"✓"条目）

●健康生活方式

- □ 腹泻期间，不应禁食，应鼓励进食。如进食量少，可少量多餐，尽早恢复正常饮食。
- □ 婴幼儿提倡继续母乳喂养，适当增加母乳喂养次数。配方奶喂养者可选择低乳糖或无乳糖配方奶粉。
- □ 年龄较大的患儿，宜进食清淡、易消化食物，避免进食高脂、高糖食物（包括碳酸饮料、果冻、罐装果汁、甜点心和其他含糖饮料）。
- □ 注意饮食卫生。婴幼儿使用的餐具、奶瓶应每日煮沸消毒一次，每次使用前都应该用开水洗烫。
- □ 注意环境卫生。做好婴幼儿玩具和生活日用品的清洁卫生，妥善处理患儿的排泄物。
- □ 养成良好的卫生习惯。饭前便后洗手，母亲或家人接触孩子前应洗手，尤其母亲在哺乳前应洗手。
- □ 保证营养均衡，积极防治营养不良，增强机体抵抗力。
- □ 避免受到烟草危害。
- □ 疑似诺如病毒感染的腹泻，应尽快就医。同时应尽快采取消毒措施，推荐使用含氯消毒剂。流行期间要做好隔离工作，患儿不要到公共场所，防止交叉感染。
- □ 接种轮状病毒疫苗，可预防轮状病毒腹泻。

●治疗与康复

- □ 必要时，遵医嘱进行特殊饮食治疗。
- □ 给患儿足够液体以预防脱水，应用口服补液盐Ⅲ预防和治疗脱水。
- □ 必要时遵医嘱服药，避免滥用抗生素和肾上腺皮质激素。
- □ 如腹泻持续超过 2 周，应及时复诊。
- □ 建议补充锌制剂 10~14 天，可加快康复。

●急症处理

□ 如病情加重,尤其是出现下列情况,应及时到医院就诊。

1. 腹泻加重,大便次数和量增加。
2. 频繁呕吐,无法进食或口服补液者。
3. 高热(<3 月龄:38℃以上;≥3 月龄:39℃以上)。
4. 明显口渴、眼窝凹陷、烦躁易激怒、少尿、精神差。
5. 便血。
6. 年龄<6 月龄、有慢性病病史者,出现合并症状(如腹痛、抽搐等)。
7. 其他严重情况。

其他指导建议

医生 / 指导人员签名: 咨询电话: 日期: 年 月 日

儿童腹泻病患者健康教育处方使用说明

★使用对象:儿童腹泻病患者的父母或看护人。

★使用方法

1. 本处方不能替代医务人员开具的医疗处方,主要用于患者健康生活方式指导。
2. 医务人员应结合患者的病情、健康危险因素等,提供有针对性的健康指导。

儿童龋病患者健康教育处方（2024 年版）

姓名：　　　　　性别：　　　　　年龄：　　　　　诊断：

龋病是人类最常见的口腔疾病之一，是在以细菌感染为主的多种因素影响下，牙齿发生慢性破坏的一种疾病。患龋病的牙齿又称龋齿。龋病会引起疼痛，影响咀嚼和食物的消化吸收，继而影响儿童的生长发育。

龋病的主要症状随着龋洞由浅到深逐渐加重。龋病早期没有疼痛不适的感觉，仅在牙面上有黑点或白斑。进一步发展可形成黑色龋洞，遇酸、甜、冷、热刺激时感到疼痛不适，严重时疼痛明显。如果龋病没有得到及时治疗，可继续发展为牙髓炎或根尖周炎，可能出现冷热刺激剧痛、自发疼痛、夜间疼痛、咬合痛、牙龈和/或面部肿胀等症状。因此，龋病要早期发现、及时治疗。

口腔中的细菌，利用食物中的糖，分解产生酸性物质，腐蚀牙齿，长时间便会形成"龋齿"。及时清除口腔中的牙菌斑，控制含糖食品及酸性物质的摄入，有助于减少龋病的发生。

采取健康生活方式和预防措施，积极治疗，有助于牙齿健康。

健康指导建议（请关注"□"中打"✔"条目）

●健康生活方式

□ 不让婴儿含奶嘴睡觉，进食后喝温开水以清洁口腔。

□ 从出生开始，家长要养成用纱布为儿童清洁口腔的习惯。

□ 正确刷牙。每天早晚各一次用含氟牙膏，采用圆弧法刷牙，"面面俱到"，每次刷牙时间不少于 2 分钟。

□ 学龄前儿童自己刷牙后，可由家长帮助补刷，以清洁儿童未刷净的部位。

□ 每天刷牙后，可由家长帮助儿童使用牙线清洁牙缝。睡前清洁牙缝更重要。

□ 晚上睡前口腔清洁后不再进食。

□ 饮食均衡，吃饭不挑食，多吃蔬菜水果等纤维素含量高、营养丰富的食物。

□ 规律饮食。除每日三餐外，加餐次数不超过 3 次，零食尽量与加餐同时食用。

□ 不喝或少喝含糖饮料和碳酸饮料。

□ 避免受到烟草危害。

●治疗与康复

□ 定期口腔检查。建议每 6 个月进行一次口腔检查，及时发现并治疗龋病。

□ 遵医嘱，必要时每 3 个月至半年进行一次局部应用氟化物（例如含氟涂料等）。

□ 遵医嘱，必要时接受窝沟封闭，保护"六龄齿"（第一恒磨牙）。

●急症处理

□ 如病情加重，尤其是出现下列情况，应尽快到医院就诊。

1. 无明显诱因的牙齿自发疼痛或夜间疼痛。
2. 牙龈或面部疼痛、肿胀影响进食。
3. 其他严重情况。

其他指导建议

_____

_____

_____

_____

_____

_____

_____

医生 / 指导人员签名：　　　　咨询电话：　　　　日期：　　年　　月　　日

儿童龋病患者健康教育处方使用说明

★**使用对象**：儿童龋病患者的父母或看护人。

★**使用方法**

1. 本处方不能替代医务人员开具的医疗处方，主要用于患者健康生活方式指导。

2. 医务人员应结合患者的病情、健康危险因素等，提供有针对性的健康指导。

青少年肥胖患者健康教育处方（2024年版）

姓名：　　　　　性别：　　　　　年龄：　　　　　诊断：

肥胖是在膳食等生活方式因素作用下，因能量摄入超过能量消耗，导致体内脂肪积累过多而危害健康的一种慢性代谢性疾病。青少年以单纯性肥胖为主。肥胖严重影响青少年身心健康，不仅会导致自卑、抑郁等心理健康问题，还会损害青少年的呼吸、心血管、骨骼肌肉、生殖等各个系统，引起青少年高血压、糖尿病、血脂异常等疾病。青少年肥胖可延续至成年，增加成年期 2 型糖尿病、心脑血管疾病、不孕症、腰椎间盘脱出症、痛风、胆石症、癌症等疾病的发生风险。青少年体质指数（BMI）大于或等于相应性别、年龄组"肥胖"界值点者，可初步判断为肥胖。

青少年肥胖的影响因素包括长期不健康饮食、运动不足、静坐时间过长、睡眠不足、精神紧张等。

预防和控制青少年肥胖发生发展的关键是帮助他们建立良好的生活习惯。定期监测 BMI 变化，采取健康生活方式，积极干预，有助于保持健康体重，提高青少年的健康水平和生活质量。

健康指导建议（请关注"□"中打"✔"条目）

● **健康生活方式**

□ 控制总能量摄入，减少高糖、高脂、高能量食物的摄入（油炸食品、甜点心、奶油制品等）。

□ 食物烹饪时少盐、少油、少糖。

□ 食物多样，谷类为主，每天进食的食物应包括谷薯类、蔬菜水果类、畜禽鱼蛋奶类、大豆坚果类等，建议平均每天食物种类数达到 12 种以上，每周达到 25 种以上。

□ 三餐规律、定时定量，坚持吃早餐，避免夜间进食。

□ 使用小碗盛饭，进食速度适宜（15~20 分钟/餐）。

□ 减少在外就餐，鼓励在家或在校就餐。

□ 鼓励户外活动，上好体育课，每天进行 1 小时中等强度至高强度的身体活动（如跑步、骑车、打球、游泳、跳舞等）。

□ 限制静坐视屏时间，看手机、电脑、电视等屏幕的时间不超过 20 分钟/次、2 小时/天。

□ 养成早睡早起、不熬夜的好习惯，每天保证 8~10 小时睡眠，鼓励午睡。

□ 不吸烟（吸烟者戒烟）。

□ 避免接触二手烟。

□ 不饮酒。

□ 积极缓解紧张情绪和压力，保持心情舒畅。

□ 在医生指导下科学减重，不盲目节食和减重。

●治疗与康复

☐ 在医生和营养师监督指导下调整饮食、运动以及睡眠等生活方式。

☐ 定期监测身高、体重和体质指数变化,体重增长过快应及时就医。

☐ 出现血压、血脂、血糖、肝功能异常,应及时就医。

☐ 避免使用减肥药物和减肥手术。

☐ 进行运动减重治疗前须体检。若发现心肺功能异常,应在医生指导下进行运动和治疗。

☐ 减重成功后,依然要保持健康饮食、运动等健康生活方式,防止体重反弹。

●急症处理

☐ 如病情加重,尤其是出现下列情况,应尽快到医院就诊。

1. 如果运动中出现心跳异常或晕倒,应及时送医院抢救。

2. 出现严重打鼾或睡眠呼吸暂停,须及时就医。

3. 其他严重情况。

其他指导建议

_____

_____

_____

_____

_____

_____

_____

医生/指导人员签名:　　　　咨询电话:　　　　日期:　　年　　月　　日

青少年肥胖患者健康教育处方使用说明

★使用对象:青少年肥胖患者及其父母或看护人。

★使用方法

1. 本处方不能替代医务人员开具的医疗处方,主要用于患者健康生活方式指导。

2. 医务人员应结合患者的病情、健康危险因素等,提供有针对性的健康指导。

儿童青少年近视患者健康教育处方（2024年版）

姓名：　　　　　性别：　　　　　年龄：　　　　　诊断：

近视是指人眼在调节放松状态下、平行光线经眼球屈光系统后聚焦在视网膜之前的一种屈光不正现象。近视的主要症状为：看远时视物模糊，可伴有眯眼、揉眼、歪头，看近物清楚。近视度数较高者可有眼前飞蚊、漂浮物等症状。高度近视容易发生视网膜脱离、黄斑出血、青光眼等，可导致视力损害甚至失明。

近视的发生发展受环境和遗传因素共同影响。主要危险因素包括户外活动时间和睡眠时间少，近距离持续用眼时间过多，读写姿势不正确。儿童过早、过长时间使用电子产品也是近视发生的重要环境因素。对于高度近视，尤其是病理性近视，遗传因素的作用更为明显。因此近视的父母更应该注意让孩子远离近视的危险因素。

近视一旦发生，无法治愈，因此重在预防。科学用眼，增加户外活动时间，定期复查，采取标准规范的防控措施，有助于预防近视发生、减缓近视发展、避免视力损害。

健康指导建议（请关注"□"中打"✔"条目）

●健康生活方式

- □ 确保每天 2 小时以上的户外活动时间，寄宿制幼儿园不应少于 3 小时。
- □ 提供良好的家庭室内照明和采光环境。
- □ 谨慎使用电子产品。6 岁以下儿童避免使用手机、平板电脑等电子产品，学龄儿童非学习目的使用时，每次不超过 15 分钟。
- □ 保证正确读写姿势，不要歪头写字，做到"一拳一尺一寸"。
- □ 避免连续长时间的读写等近距离用眼活动，每隔 40~45 分钟远眺 10 分钟。
- □ 保持足够距离，阅读距离大于 33cm，握笔时指尖距笔尖大于 2cm，看电视距离大于 3m。
- □ 认真规范做眼保健操，正确按揉穴位，以感觉到酸胀为度。
- □ 食物多样，谷类为主，每天进食的食物应包括谷薯类、蔬菜水果类、畜禽鱼蛋奶类、大豆坚果类等。
- □ 养成早睡早起、不熬夜的好习惯，保证睡眠时间充足（小学生每天睡眠 10 小时、初中生 9 小时、高中生 8 小时）。
- □ 正确配戴框架眼镜，确保镜面清洁无损、瞳距正确、戴姿端正。
- □ 配戴隐形眼镜须在眼科医师指导下进行，注意个人卫生，按照要求清洁镜片。
- □ 高度近视者应避免剧烈的对抗性运动，以及跳水、跳伞、蹦极、潜水等运动。
- □ 不吸烟（吸烟者戒烟）。
- □ 避免接触二手烟。
- □ 不饮酒。

● **矫正与控制**

□ 初发近视的处理：刚出现视力下降时，要到正规医疗机构就诊，应采用睫状肌麻痹（散瞳）验光确诊有无近视和近视程度。

□ 近视的矫正：如果近视度数不超过100度、看远时不受影响，可以暂缓配戴眼镜，定期复查；近视导致远视力明显下降、学习生活受影响时，应当配戴框架眼镜，度数可稍低一些，满足看远视力需求即可。100度以上应坚持佩戴眼镜。

□ 定期复查。每半年至少检查一次视力、近视度数、眼轴长度和眼底等。如有度数变化，遵医嘱及时调整眼镜。近视进展较快时（每年进展超过50度），应在医生指导下采取进一步的防治措施。高度近视者如果度数仍然增长较快或出现相关并发症时，要及时就诊和治疗。

● **急症处理**

□ 如果突然出现视力急剧下降、视物遮挡、变形或有频繁的闪光感，应当避免剧烈活动，及时就医。

□ 佩戴角膜接触镜（隐形眼镜）者如出现眼红、流泪、分泌物增多现象，应停止佩戴，并到医院就诊。

其他指导建议

_____

_____

_____

_____

_____

_____

_____

医生/指导人员签名：　　　　咨询电话：　　　　日期：　　年　　月　　日

儿童青少年近视患者健康教育处方使用说明

★**使用对象**：儿童青少年近视患者及其父母或看护人。

★**使用方法**

1. 本处方不能替代医务人员开具的医疗处方，主要用于患者健康生活方式指导。

2. 医务人员应结合患者的病情、健康危险因素等，提供有针对性的健康指导。

青少年抑郁症患者健康教育处方（2024年版）

姓名： 性别： 年龄： 诊断：

青少年抑郁症是起病于青少年时期，是以反复出现的抑郁发作为主要表现的精神障碍。其病因和发病机制尚不完全清晰。遗传因素与该疾病相关，心理社会因素（如应激性生活事件）可能诱发该疾病的发作。

青少年抑郁发作时主要表现为每天或每天的大部分时间情绪低落、兴趣和愉快感明显减少或丧失、精力下降、言语减少、思考或集中注意力困难、自责、自我评价低、焦虑、易激惹、悲观消极等，并常常存在饮食、睡眠问题及多种躯体不适，持续至少两周。青少年抑郁症严重影响患者的社会功能，甚至会导致部分青少年出现自杀行为，危及患者生命，因此亟须全社会共同关注。

及时发现青少年抑郁症的可疑征象，及时诊断，及早系统干预，防范轻生意外发生，有助于控制疾病，恢复社会功能，确保患者安全，促进身心健康。

健康指导建议（请关注"□"中打"✔"条目）

●健康生活方式

□ 家长应关注青少年的情绪变化。对于出现抑郁症状的青少年，应及时带其到精神专科医院或综合医院精神科就诊，及早诊断，在专科医生指导下系统干预。

□ 家长须充分了解该疾病，积极配合医生的干预、治疗。

□ 家长应加强与青少年的沟通交流，了解其是否存在课业压力过大、同伴交往受阻等诱因，并帮助青少年去除发病诱因。

□ 努力营造温馨的家庭氛围，理解、支持、关爱患者，帮助患者建立自信和战胜疾病的信心。

□ 合理要求患者的生活和学业，避免要求过高而导致患者过大的精神压力。

□ 合理安排生活内容，生活内容健康、积极，并适合于患者的健康状态。

□ 合理安排饮食和睡眠，尽可能保证规律、适量、均衡的饮食和规律、充足的睡眠。

□ 身体状况允许时可在医生指导下进行适量运动，以不引起劳累和不适为宜。

□ 禁止吸烟、饮酒或使用其他成瘾物质，尽量避免饮用茶或咖啡。

□ 避免过度使用网络，限制使用手机等电子设备的时间。

□ 轻度抑郁症患者可以坚持上学，但须合理安排学业内容，适当减轻学业压力。

□ 中度、重度抑郁症患者，建议休息，可在每日生活内容中，视患者具体情况决定是否少量安排学业内容。待患者病情康复后，逐渐恢复上学。

●治疗与康复

□ 心理治疗。根据患者的具体情况，采用个体化的心理治疗方法进行干预。

□ 药物治疗。轻度抑郁症经过心理治疗症状改善不明显或无法获得心理治疗服务的患者，及中度、重度抑郁症患者，须采用抗抑郁药进行治疗。存在失眠或幻觉妄想症状的患者，也须进行相应的药物治疗。药物治疗须在精神专科医生指导下进行，治疗期间须注意监测药物不良反应,并定期复诊,不可随意自行调整治疗药物种类及其剂量,不能擅自停药。

☐ 康复治疗。对于病情严重的患者,在经系统治疗病情得到部分改善后,可以在精神专科医生指导下进行康复治疗,促进疾病全面康复。

☐ 预防复发:①症状完全缓解后,仍须定期复诊,规律服药,做好药物的巩固期和维持期治疗。②病情缓解后须逐渐恢复学业,合理安排学习,避免过大压力。③病情痊愈后,须注意培养良好人格,增强情绪调控能力,减少心理社会因素可能导致的疾病复发。

☐ 所有患者均应进行自伤、自杀风险评估。存在自伤、自杀风险的患者,必须加强监护,及时到精神专科医院或综合医院精神科就诊。自伤、自杀风险高的患者,须尽快住院系统治疗。

●急症处理

☐ 抑郁症患者服药后如果出现明显的药物不良反应,应及时到精神专科医院或综合医院精神科就诊和处理。

☐ 抑郁症患者如果自伤、自杀想法强烈,应严防轻生行为发生,并及时到精神专科医院或综合医院精神科就诊。

☐ 抑郁症患者如果出现自伤、自杀行为,应立即到附近医院进行救治,并在精神专科医院或综合医院精神科系统治疗干预。

☐ 如果出现其他严重情况,及时到医院就诊。

其他指导建议

_____

_____

_____

_____

_____

医生 / 指导人员签名:　　　　咨询电话:　　　　日期:　　年　　月　　日

青少年抑郁症患者健康教育处方使用说明

★**使用对象**:青少年抑郁症患者父母或看护人。

★**使用方法**

1. 本处方不能替代精神专科医生开具的医疗处方,主要用于帮助患者父母或看护人正确认识青少年抑郁症,从而早期发现、及时诊断、系统干预该疾病。

2. 医务人员应结合患者的病情、健康危险因素等,为其提供有针对性的健康指导。

儿童矮小症患者健康教育处方（2024年版）

姓名：　　　　　　性别：　　　　　　年龄：　　　　　　诊断：

儿童矮小症是指在相似生活环境下，同种族、同性别、同年龄的个体身高低于正常人群平均身高2个标准差，或低于第3百分位数者，也就是如果把100个同种族、同性别、同年龄的孩子从矮到高排队，排在前三名的就是儿童矮小症患者。其中，部分儿童矮小症患者属于正常生理变异。

儿童矮小症可表现为一系列生长发育迟缓症状，如年身高增长缓慢，2岁以下的儿童每年身高增长少于7cm，2~4岁儿童每年身高增长少于5.5cm，4~6岁儿童每年身高增长少于5cm，6岁至青春期前儿童每年身高增长少于4cm，青春期儿童每年身高增长少于6cm。还可能伴有其他表现，如多饮、多尿、小阴茎、骨骼发育异常、性发育迟缓等。

导致儿童矮小症的原因较复杂，主要包括两类：一类为生理性原因，例如体质性青春期发育延迟等；另一类为病理性原因，例如特发性矮小、生长激素缺乏、甲状腺功能减退、遗传性骨病、染色体疾病（如特纳综合征）等。

防治儿童矮小症的关键在于早发现、早诊断，明确病因，根据病因进行积极管理和科学治疗。因儿童矮小症早期无明显表现，建议在婴儿出生后定期体检，监测身高、体重等指标，以便早期发现，明确原因，给予规范治疗和管理。另外，也需要避免过度追求高身材，滥用保健品和药物。

健康指导建议（请关注"□"中打"✔"条目）

●健康生活方式

□ 养成良好的饮食习惯，不挑食、不偏食，荤素搭配，保证食物摄入充足和各种营养素均衡，注重优质蛋白质及钙量丰富的奶类等食物的摄入。

□ 合理选择零食。

□ 少喝或不喝含糖饮料。

□ 不要滥用保健品。

□ 出生后半个月的婴儿可以开始训练抬头，4月龄训练翻身，7月龄训练爬行等。

□ 1岁以内的婴儿可以做一些被动操、按摩抚触。

□ 1~3岁幼儿可以练习行走、跑、跳等。

□ 3岁以上儿童可以根据年龄选择拍球、跳绳、游泳、骑车、舞蹈、室外综合游戏、排球、篮球等运动。

□ 每天保证足够的户外活动时间。

□ 早睡早起，规律作息。

□ 睡前不要进食过饱，避免喝过多水，不宜进行剧烈运动。

□ 睡眠时环境要安静，室温适宜，关闭灯光，选择硬度合适的床。

□ 关注孩子的情绪变化和心理状况，给孩子营造一个温馨安全、充满关爱的家庭环境。

● 治疗与康复

☐ 针对病因采取个性化管理和治疗。

☐ 营养不良者应合理喂养,全面均衡饮食,培养良好的饮食习惯。

☐ 由疾病引起身材矮小者,应积极治疗原发病。

☐ 体质性生长发育迟缓与遗传因素有较大关系,不需要马上进行药物治疗,但应定期监测身高增长和身体发育情况。

☐ 由精神因素导致身材矮小者,应改善环境,使儿童得到精神上的抚慰和生活上的照顾。

☐ 由生长激素分泌不足导致身材矮小者,须在医生的指导下合理用药。

☐ 特发性矮小及其他原因导致的矮小,须尽可能明确病因,再给予规范合理的治疗。

☐ 定期监测身高、体重和体质指数的变化,若发现身高增长过慢,应及时到儿童内分泌专科就诊。

其他指导建议

医生 / 指导人员签名: 咨询电话: 日期: 年 月 日

儿童矮小症患者健康教育处方使用说明

★使用对象:儿童矮小症患者及其父母或看护人。

★使用方法

1. 本处方不能替代医务人员开具的医疗处方,主要用于患者健康生活方式指导。

2. 医务人员应结合患者的病情、健康危险因素等,提供有针对性的健康指导。

青少年特发性脊柱侧凸患者健康教育处方（2024年版）

姓名：　　　　　性别：　　　　　年龄：　　　　　诊断：

青少年特发性脊柱侧凸发生于11~18岁，是指脊柱三维结构畸形，包括冠状位、矢状位和轴位的脊柱椎体排列异常。临床上常将站立正位X线片上Cobb角≥10°定义为脊柱侧凸。患者可表现为"背部驼峰"、双肩不等高、腰线及臀部不对称等。部分患者在青春期还可能有背痛和下腰痛的表现。

脊柱侧弯的发病机制尚不清楚，可能涉及多种因素，包括遗传、神经系统疾病、激素、代谢功能障碍、生物力学以及环境因素。也有观点认为，脊柱侧弯是全身骨骼异常生长和脊髓神经-骨不同步生长引起的。治疗的目的是使患者一生中的脊柱弯曲角度最小化，尽可能减少对脊柱生长潜能和活动度的影响。须根据患者的侧凸角度及生长潜能来制定个体化治疗方案。

采取健康生活方式，积极治疗，保持积极乐观心态，有利于身体康复，改善生活质量。

健康指导建议（请关注"□"中打"✔"条目）

●健康生活方式

□ 家长应学会观察孩子的体型，做到早发现、早治疗。

□ 日常生活和学习中保持正确坐姿、站姿。

□ 适量的户外运动，伸展脊柱同时增强脊柱周围肌肉的力量。

□ 营养均衡，确保足够的钙、磷及维生素D摄入。

□ 规律作息，保证睡眠充足。

□ 保持心情舒畅、情绪稳定，减轻精神压力。

●治疗与康复

□ 增加核心力量训练。

□ Cobb角<45°的患者，可在医生指导下进行脊柱侧凸特定性训练。

□ Cobb角为20°~45°、Risser征≤3级、侧凸有较高进展风险的患者进行支具治疗，每4~6个月进行一次复查，支具佩戴时间每天不低于18个小时。

□ Cobb角>45°的患者，通常需手术治疗。

□ 术后康复应根据个体评定结果，在医生指导下合理进行。

●急症处理

□ 如病情加重，尤其是出现下列情况，应尽快到医院就诊。

　1. 腰背痛急性加重。

　2. 出现下肢神经症状，如下肢疼痛、麻木、肌力减弱等。

　3. 其他严重情况。

其他指导建议

_____

_____

_____

_____

_____

_____

_____

医生 / 指导人员签名：　　　　咨询电话：　　　　日期：　　　年　　月　　日

青少年特发性脊柱侧凸患者健康教育处方使用说明

★**使用对象**：青少年特发性脊柱侧凸患者。

★**使用方法**

1. 本处方不能替代医务人员开具的医疗处方，主要用于患者健康生活方式指导。

2. 医务人员应结合患者的病情、健康危险因素等，提供有针对性的健康指导。

参考文献

[1] 国家卫生健康委疾病控制局,国家心血管病中心,中国医学科学院阜外医院,等. 中国高血压健康管理规范(2019)[J]. 中华心血管病杂志,2020,48(1):10-46.

[2] 心血管系统疾病基层诊疗指南编写专家组. 高血压基层诊疗指南(2019年)[J]. 中华全科医师杂志,2019,18(4):301-313.

[3] 中国高血压联盟《家庭血压监测指南》委员会. 2019中国家庭血压监测指南[J]. 中国医学前沿杂志(电子版),2019,11(5):21-25.

[4] 中国高血压防治指南修订委员会,高血压联盟,中国医疗保健国际交流促进会高血压病学分会,等. 中国高血压防治指南(2024年修订版)[J]. 中华高血压杂志(中英文),2024,32(7):603-700.

[5] 国家卫生健康委办公厅. 国家卫生健康委办公厅关于印发高血压等慢性病营养和运动指导原则(2024年版)的通知[EB/OL]. (2024-06-17)[2024-08-14]. http://www.nhc.gov.cn/ylyjs/pqt/202406/0adffa948a2844f0befa8439178c1d9f.shtml.

[6] 国家卫生计生委. 国家卫生计生委印发《国家基本公共卫生服务规范(第三版)》[EB/OL]. (2017-03-28)[2024-08-14]. http://www.nhc.gov.cn/jws/s3578/201703/d20c37e23e1f4c7db7b8e25f34473e1b.shtml.

[7] 中国营养学会. 中国居民膳食指南(2022)[M]. 北京:人民卫生出版社,2022.

[8] 《中国人群身体活动指南》编写委员会. 中国人群身体活动指南(2021)[M]. 北京:人民卫生出版社,2021.

[9] 中国营养学会. 中国居民膳食营养素参考摄入量(2023版)[M]. 北京:人民卫生出版社,2023.

[10] 杨月欣,中国疾病预防控制中心营养与健康所. 中国食物成分表标准版:第一册[M]. 6版. 北京:北京大学医学出版社,2018.

[11] 杨月欣,中国疾病预防控制中心营养与健康所. 中国食物成分表标准版:第二册[M]. 6版. 北京:北京大学医学出版社,2019.

[12] 国家卫生健康委. 中国公民健康素养:基本知识与技能释义(2024年版)[M]. 北京:人民卫生出版社,2024.

[13] 国家基本公共卫生服务项目基层高血压管理办公室,基层高血压管理专家委员会. 国家基层高血压防治管理指南(2018)[J]. 中国循环杂志,2017,32(11):1041-1048.

[14] 中华医学会心血管病学分会,中国康复医学会心脏预防与康复专业委员会,中国老年学和老年医学会心脏专业委员会,等. 中国心血管病一级预防指南基层版[J]. 中华心血管病杂志,2023,51(4):343-363.

[15] 中共中央 国务院印发《"健康中国2030"规划纲要》[J]. 中华人民共和国国务院公报,2016(32):5-20.

[16] WILLIAMS M A,HEINE P J,WILLIAMSON E M,et al. Active Treatment for Idiopathic Adolescent Scoliosis(ACTIvATeS):a feasibility study[J]. Health Technol Assess,2015,19(55):1-242.

［17］中华医学会糖尿病学分会. 中国2型糖尿病防治指南(2020年版)［J］. 中华糖尿病杂志,2021,13(4):13-107.

［18］国家卫生健康委疾控局. 关于开展2019年"联合国糖尿病日"主题宣传活动的通知［EB/OL］.(2019-10-31)［2024-08-14］. http://www.nhc.gov.cn/jkj/s5898bm/201910/6b6ed1092d78446392da927df010e7c2.shtml.

［19］Kidney Disease Improving Global Outcomes (KDIGO) CKD work group. KDIGO 2024 clinical practice guideline for the evaluation and management of chronic kidney disease［J］. Kidney Int,2024,105(4S):S117-S314.

［20］National kidney foundation. KDOQI clinical practice guideline for hemodialysis adequacy:2015 update［J］. Am J Kidney Dis,2015,66(5):884-930.

［21］中国医师协会肾康复专业委员会. 我国成人慢性肾脏病患者运动康复的专家共识［J］. 中华肾脏病杂志,2019(35):537-543.

［22］国家老年医学中心,中华医学会糖尿病学分会,中国体育科学学会,等. 中国2型糖尿病运动治疗指南(2024版)［J］. 中国运动医学杂志,2024,43(6):419-452.

［23］国家老年医学中心,中华医学会老年医学分会,中国老年保健协会糖尿病专业委员会. 中国老年糖尿病诊疗指南(2024版)［J］. 协和医学杂志,2024,15(4):771-800.

［24］《运动处方中国专家共识(2023)》专家组. 运动处方中国专家共识(2023)［J］. 中国运动医学杂志,2023,42(1):3-13.

［25］国家卫生健康委项目资金监管服务中心. 高血压、糖尿病患者饮食与运动干预技术指引(基层版)［M］. 北京:人民卫生出版社,2022.

［26］中华医学会糖尿病学分会,国家基层糖尿病防治管理办公室. 国家基层糖尿病防治管理指南(2022)［J］. 中华内科杂志,2022,61(3):249-262.

［27］中国医师协会内分泌代谢科医师分会,国家代谢性疾病临床医学研究中心. 糖尿病分型诊断中国专家共识［J］. 中华糖尿病杂志,2022,14(2):120-139.

［28］中华医学会糖尿病学分会,国家基层糖尿病防治管理办公室. 国家基层糖尿病防治管理手册(2022)［J］. 中华内科杂志,2022,61(7):717-748.

［29］OKELY A D,KONTSEVAYA A,NG J,et al. 2020 WHO guidelines on physical activity and sedentary behavior［J］. Sports Medicine and Health Science,2021,3(2):115-118.

［30］纪立农,陈莉明,郭晓蕙,等. 中国慢性疾病防治基层医生诊疗手册(糖尿病分册)2015年版［J］. 中国糖尿病杂志,2015,23(8):673-701.

［31］葛声,张片红,马爱勤,等.《中国2型糖尿病膳食指南》及解读［J］. 营养学报,2017,39(6):521-529.

［32］中华医学会神经病学分会,中华医学会神经病学分会脑血管病学组. 中国脑血管病一级预防指南2019［J］. 中华神经科杂志,2019,52(9):684-709.

［33］中华医学会神经病学分会,中华医学会神经病学分会脑血管病学组. 中国缺血性脑卒中和短暂性脑缺血发作二级预防指南2022［J］. 中华神经科杂志,2022,55(10):1071-1110.

［34］中华医学会神经外科学分会. 自发性脑出血诊断治疗中国多学科专家共识［J］. 中华急诊医学杂志,2015,24(12):1319-1323.

［35］Global Initiative for Chronic Obstructive Lung Disease (GOLD). Global Strategy For Prevention,Diagnosis and Management Of COPD:2024 Report［R/OL］. (2024-5-18)［2024-7-25］. https://goldcopd.org/2024-gold-report/

［36］中华医学会,中华医学会杂志社,中华医学会全科医学分会,等. 中国慢性阻塞性肺疾病基层诊疗与管理指南(2024年)［J］. 中华全科医师杂志,2024,23(6):578-602.

［37］王辰,王建安. 内科学［M］. 3版. 北京:人民卫生出版社,2015.

［38］中国骨关节炎诊疗指南专家组,中国老年保健协会疼痛病学分会. 中国骨关节炎诊疗指南(2024版)

［J］. 中华疼痛学杂志,2024,20(3):323-338.

［39］JAVSEVAR D S,BROWN G A,JONES D L,et al. The American Academy of Orthopaedic Surgeons evidencebased guideline on:treatment of osteoarthritis of the knee,2nd ed［J］. J Bone Joint Surg Am,2013, 95(20):1885-1886.

［40］国家卫生健康委办公厅. 关于印发原发性肺癌等18个肿瘤诊疗规范(2018年版)的通知［EB/OL］. (2018-12-21)［2024-08-14］. http://www.nhc.gov.cn/yzygj/s7659/201812/b21802b199814ab7b1219b87de 0cae51.shtml.

［41］中华医学会肿瘤学分会. 中华医学会肺癌临床诊疗指南(2024版)［J］. 中华肿瘤杂志,2024,46(9): 805-843.

［42］上海市抗癌协会,复旦大学附属肿瘤医院. 居民常见恶性肿瘤筛查和预防推荐(上)［J］. 健康指南, 2019(6):48-49.

［43］石远凯,孙燕. 临床肿瘤内科手册［M］. 6版. 北京:人民卫生出版社,2015.

［44］中华医学会消化内镜学分会,中国抗癌协会肿瘤内镜专业委员会. 中国早期食管癌筛查及内镜诊治专家共识意见(2014年,北京)［J］. 中华消化内镜杂志,2015,32(4):205-224.

［45］COLEMAN H G,BHAT S,JOHNSTON B T,et al. Tobacco smoking increases the risk of high-grade dysplasia and cancer among patients with Barrett's esophagus［J］. Gastroenterology,2012,142(2):233-240.

［46］RUSTGI A K,HASHEM B,EL-SERAG. Esophageal carcinoma［J］. N Engl J Med,2014,371(26):2499-2509.

［47］SHEIKH M,POUSTCHI H,POURSHAMS A,et al. Individual and combined effects of environmental risk factors for esophageal cancer based on results from the Golestan Cohort Study［J］. Gastroenterology,2019, 156(5):1416-1427.

［48］国家消化系统疾病临床医学研究中心,中华医学会消化内镜学分会,中华医学会健康管理学分会,等. 中国早期胃癌筛查流程专家共识意见(草案)(2017年,上海)［J］. 中华消化内镜杂志,2018,12(1):77-83.

［49］中国临床肿瘤学会指南工作委员会. 中国临床肿瘤学会(CSCO)胃癌诊疗指南［M］. 北京:人民卫生出版社,2024.

［50］国家卫生健康委员会. 胃癌诊疗规范(2018年版)［Z/OL］. ［2024-08-14］. http://www.nhc.gov.cn/ewebe ditor/uploadfile/2019/01/20190109113547778.docx.

［51］国家卫生健康委合理用药专家委员会. 消化系统肿瘤合理用药指南［M］. 北京:人民卫生出版社,2020.

［52］中国抗癌协会大肠癌专业委员会中国结直肠肿瘤早诊筛查策略制订专家组. 中国结直肠肿瘤早诊筛查策略专家共识［J］. 中华胃肠外科杂志,2018,21(10):1081-1086.

［53］中华医学会消化病学分会,中华医学会消化病学分会消化系统肿瘤协作组. 中国结直肠肿瘤综合预防共识意见(2021年,上海)［J］. 中华消化杂志,2021,41(11):726-759.

［54］国家卫生健康委医政司,中华医学会肿瘤学分会. 国家卫生健康委中国结直肠癌诊疗规范(2023版) ［J］. 中华胃肠外科杂志,2023,26(6):505-528.

［55］国家卫生健康委. 阿尔茨海默病预防与干预核心信息［EB/OL］. (2019-09-19)［2024-08-14］. http:// www.nhc.gov.cn/lljks/s10743/201909/4328f59000d7400a9a14857f7a128e6f.shtml.

［56］中华医学会神经病学分会痴呆与认知障碍学组. 前驱期阿尔茨海默病的简易筛查中国专家共识(2023年版)［J］. 中华神经医学杂志,2023,22(5):433-444.

［57］中国痴呆与认知障碍诊治指南写作组,中国医师协会神经内科医师分会认知障碍疾病专业委员会. 中国阿尔茨海默病一级预防指南［J］. 中华医学杂志,2020,100(35):2721-2735.

［58］田金洲,解恒革,王鲁宁,等. 中国阿尔茨海默病痴呆诊疗指南(2020年版)［J］. 中华老年医学杂志, 2021,40(3):15.

［59］中华医学会神经病学分会痴呆与认知障碍学组. 阿尔茨海默病源性轻度认知障碍诊疗中国专家共识2024［J］. 中华神经科杂志,2024,57(7):715-737.

［60］中华医学会物理医学与康复学分会.骨质疏松症康复治疗指南(2024版)［J］.中国循证医学杂志,
     2024,24(6):626-636.

［61］中华医学会骨质疏松和骨矿盐疾病分会.原发性骨质疏松症诊疗指南(2022)［J］.中华骨质疏松和骨
     矿盐疾病杂志,2022,15(6):573-611.

［62］林华,徐又佳,刘强,等.骨质疏松性骨折围手术期干预指南［J］.中华骨质疏松和骨矿盐疾病杂志,
     2018,11(5):438-448.

［63］WANG L,YU W,YIN X,et al. Prevalence of osteoporosis and fracture in China:The China Osteoporosis
     Prevalence Study［J］. JAMA Netw Open,2021,4(8):e2121106.

［64］中华医学会呼吸病学分会哮喘学组.支气管哮喘防治指南(2020年版)［J］.中华结核和呼吸杂志,
     2020,43(12):26.

［65］中华医学会呼吸病学分会.轻度支气管哮喘诊断与治疗中国专家共识(2023年版)［J］.中华结核和呼
     吸杂志,2023,46(9):880-896.

［66］中国医药教育协会慢性气道疾病专业委员会,中国哮喘联盟.重度哮喘诊断与处理中国专家共识
     (2024)［J］.中华医学杂志,2024,104(20):1759-1789.

［67］中华医学会肝病学分会.肝硬化肝性脑病诊疗指南(2024年版)［J］.中华肝脏病杂志,2024,32(9):
     799-812.

［68］中华医学会肝病学分会.肝硬化腹水诊疗指南(2023年版)［J］.中华肝脏病杂志,2023,31(8):813-826.

［69］中华医学会消化病学分会.中国肝硬化临床诊治共识意见［J］.中华消化杂志,2023,43(4):227-247.

［70］中华医学会眼科学分会白内障及屈光手术学组.中国成人白内障摘除手术指南(2023年)［J］.中华眼
     科杂志,2023,59(12):977-987.

［71］《白内障术前眼球生物学参数测量和应用专家共识(2023)》专家组,中国医药教育协会眼科影像与智
     能医疗分会,国际转化医学协会眼科专业委员会.白内障术前眼球生物学参数测量和应用专家共识
     (2023)［J］.中华实验眼科杂志,2023,41(8):713-723.

［72］中华医学会眼科学分会白内障及人工晶状体学组.中国白内障围手术期干眼防治专家共识(2021年)
     ［J］.中华眼科杂志,2021,57(1):17-22.

［73］国家卫生健康委办公厅.国家卫生健康委办公厅关于印发成人高脂血症食养指南(2023年版)等4项
     食养指南的通知［EB/OL］.(2023-01-12)［2024-08-14］.http://www.nhc.gov.cn/sps/s7887k/202301/0e5
     5a01df50c47d9a4a43db026e3afc3.shtml.

［74］《混合型高脂血症基层诊疗中国专家共识(2024年)》编写专家组.混合型高脂血症基层诊疗中国专家
     共识(2024年)［J］.中华全科医师杂志,2024,23(9):907-917.

［75］中国健康管理协会临床营养与健康分会,中国营养学会临床营养分会,《中华健康管理学杂志》编辑
     委员会.血脂异常医学营养管理专家共识［J］.中华健康管理学杂志,2023,17(8):561-573.

［76］中国血脂管理指南修订联合专家委员会.中国血脂管理指南(基层版2024年)［J］.中华心血管病杂志,
     2024,52(4):330-337.

［77］中国血脂管理指南修订联合专家委员会.中国血脂管理指南(2023年)［J］.中华心血管病杂志,2023,
     51(3):221-255.

［78］社区成人血脂管理中国专家共识(2024)撰写组.社区成人血脂管理中国专家共识(2024年)［J］.中华
     全科医师杂志,2023,23(3):1-9.

［79］中华医学会心血管病学分会,中国康复医学会心脏预防与康复专业委员会,中国老年学和老年医学心
     脏专业委员会,等.中国心血管病一级预防指南基层版［J］.中华心血管病杂志,2023,51(4):343-363.

［80］崔华,王朝晖,吴剑卿,等.老年人肌少症防控干预中国专家共识(2023)［J］.中华老年医学杂志,2023,
     42(2):144-153.

［81］于普林,高超,周白瑜,等.预防老年人肌少症核心信息中国专家共识(2021)［J］.中华老年医学杂志,

2021,40(8):953-954.

[82] 中华医学会消化病学分会,中华医学会消化病学分会消化系统肿瘤协作组.中国慢性胃炎诊治指南(2022 年,上海)[J].中华消化杂志,2023,43(3):145-175.

[83] 帕金森病患者吞咽障碍康复中国专家共识编写组,中国康复医学会吞咽障碍专业委员会.帕金森病患者吞咽障碍康复中国专家共识(2024 版)[J].中华物理医学与康复杂志,2024,46(7):587-592.

[84] 中华医学会超声医学分会腹部学组.帕金森病经颅超声检查与神经调控专家共识(2023 版)[J].中华超声影像学杂志,2023,32(10):845-851.

[85] 中华医学会神经病学分会帕金森病及运动障碍学组,中国医师协会神经内科医师分会帕金森病及运动障碍学组.中国帕金森病睡眠障碍管理专家共识[J].中华神经科杂志,2022,55(5):441-451.

[86] 中华医学会神经病学分会帕金森病及运动障碍学组,中国医师协会神经内科医师分会帕金森病及运动障碍学组.中国帕金森病消化道症状管理专家共识[J].中华神经科杂志,2022,55(11):1225-1235.

[87] 中华医学会眼科学分会青光眼学组,中国医师协会眼科医师分会青光眼学组.中国青光眼指南(2020 年)[J].中华眼科杂志,2020,56(8):573-586.

[88] 中华医学会消化病学分会胃肠动力学组,胃肠功能性疾病协作组,食管疾病协作组.中国胃食管反流病诊疗规范[J].中华消化杂志,2023,43(9):588-598.

[89] 刘方旭,许乐,郑松柏,等.老年人胃食管反流病中国专家共识(2023)[J].中华老年医学杂志,2023,42(8):883-896.

[90] 中国康复医学会脊柱脊髓专业委员会基础研究与转化学组.腰椎间盘突出症诊治与康复管理指南[J].中华外科杂志,2022,60(5):401-408.

[91] 中华医学会骨科学分会脊柱外科学组,中华医学会骨科学分会骨科康复学组.腰椎间盘突出症诊疗指南[J].中华骨科杂志,2020,40(8):477-487.

[92] 中国中西医结合学会骨伤科专业委员会,莫文,袁文,等.脊髓型颈椎病中西医结合诊疗指南(2023)[J].中国骨伤杂志,2024,37(1):103-110.

[93] 中华外科杂志编辑部.颈椎病的分型、诊断及非手术治疗专家共识(2018)[J].中华外科杂志,2018,56(6):401-402.

[94] 袁文,曹鹏,田野,等.颈椎外科学[M].北京:人民军医出版社,2017.

[95] BADHIWALA J H,AHUJA C S,AKBAR M A,et al. Degenerative cervical myelopathy - update and future directions [J]. Nat Rev Neurol,2020,16(2):108-124.

[96] 神经根型颈椎病诊疗规范化研究专家组.神经根型颈椎病诊疗规范化的专家共识[J].中华外科杂志,2015,53(11):812-814.

[97] HERZOG M M,KERR Z Y,MARSHALL S W,et al. Epidemiology of ankle sprains and chronic ankle instability [J]. J Athl Train,2019,54(6):603-610.

[98] TIE K,WANG H,YANG X,et al. Analysis of risk factors for advanced age in patients with frozen shoulder [J]. Aging Clin Exp Res,2023,35(3):615-620.

[99] IOLASCON G,GIMENEZ S,MOGYOROSI D. A review of aceclofenac:analgesic and anti-inflammatory effects on musculoskeletal disorders [J]. J Pain Res,2021,14:3651-3663.

[100] HUA G,GAO G,WU Y. Observation on the clinical effect of shoulder manipulative release combined with individualized treatment of scapulohumeral periarthritis under brachial plexus anesthesia [J/OL]. Minerva Med,2021. https://www.minervamedica.it/en/journals/minerva-medica/article.php?cod=R10Y9999N00A21092002. DOI:10.23736/S0026-4806.21.07699-0.

[101] HOPEWELL S,KEENE D,MARIAN I,et al. Progressive exercise compared with best practice advice, with or without corticosteroid injection,for the treatment of patients with rotator cuff disorders (GRASP):a multicentre,pragmatic,2×2 factorial,randomised controlled trial [J]. Lancet,2021,398(10298):416-428.

［102］ZADRO J, MICHALEFF Z, O'KEEFFE M, et al. How do people perceive different advice for rotator cuff disease? A content analysis of qualitative data collected in a randomised experiment ［J］. BMJ Open, 2023, 13(5): e069779.

［103］WEBER S, CHAHAL J. Management of rotator cuff injuries ［J］. J Am Acad Orthop Surg, 2020, 28(5): e193-e201.

［104］GILMOR R, REMILY E A, INGARI J V. Management of lateral epicondylosis ［J］. J Hand Surg Am, 2024, 49(11): 1124-1128.

［105］郭倩, 谢思羽, 谢辉, 等. 中西医治疗肱骨外上髁炎的研究进展[J]. 中国疗养医学, 2024, 33(10): 54-58.

［106］鲁谊. 网球肘治疗的历史、现状与展望[J]. 中华肩肘外科电子杂志, 2019, 7(1): 1-4.

［107］DUONG V, OO W M, DING C, et al. Evaluation and treatment of knee pain: a review ［J］. JAMA, 2023, 330(16): 1568-1580.

［108］GARCIA J R, AYALA S G, ALLENDE F, et al. Diagnosis and treatment strategies of meniscus root tears: a scoping review ［J］. Orthop J Sports Med, 2024, 12(11): 23259671241283962.

［109］MARIGI E M, DAVIES M R, MARX R G, et al. Meniscus tears in elite athletes: treatment considerations, clinical outcomes, and return to play ［J］. Curr Rev Musculoskelet Med, 2024, 17(8): 313-320.

［110］亚洲干眼协会中国分会, 海峡两岸医药卫生交流协会眼科学专业委员会眼表与泪液病学组, 中国医师协会眼科医师分会眼表与干眼学组. 中国干眼专家共识: 定义和分类(2020 年)[J]. 中华眼科杂志, 2020, 56(6): 418-422.

［111］CRAIG J P, ALVES M, WOLFFSOHN J S, et al. TFOS Lifestyle Report Introduction: a lifestyle epidemic - ocular surface disease ［J］. Ocul Surf, 2023, 28: 304-309.

［112］亚洲干眼协会中国分会, 海峡两岸医药卫生交流协会眼科学专业委员会眼表与泪液病学组, 中国医师协会眼科医师分会眼表与干眼学组. 中国干眼专家共识: 治疗(2020 年)[J]. 中华眼科杂志, 2020, 56(12): 7.

［113］亚洲干眼协会中国分会, 海峡两岸医药卫生交流协会眼科学专业委员会眼表与泪液病学组, 中国医师协会眼科医师分会眼表与干眼学组, 等. 中国干眼专家共识: 生活方式相关性干眼(2022 年)[J]. 中华眼科杂志, 2022, 58(8): 573-583.

［114］GALOR A, BRITTEN-JONES A C, FENG Y, et al. TFOS lifestyle: impact of lifestyle challenges on the ocular surface ［J］. Ocul Surf, 2023, 28: 262-303.

［115］中国营养学会肥胖分会. 中国居民肥胖防治专家共识[J]. 中国预防医学杂志, 2022, 23(5): 321-339.

［116］国家国民体质监测中心. 国家国民体质监测中心关于发布《国民体质测定标准(2023 年修订)》的通知［EB/OL］. (2023-08-10)［2024-08-14］. https://www.sport.gov.cn/n315/n20001395/c25880704/content.html.

［117］国家卫生健康委, 全国爱卫办, 教育部, 等. 关于印发"体重管理年"活动实施方案的通知[EB/OL]. (2024-06-26)［2024-08-14］. http://www.nhc.gov.cn/ylyjs/pqt/202406/b4f7141179504bd69d7a18db6d877f47.shtml.

［118］国家卫生健康委办公厅. 国家卫生健康委办公厅关于印发居民体重管理核心知识(2024 年版)的通知［EB/OL］. (2024-07-02)［2024-08-14］. http://www.nhc.gov.cn/ylyjs/pqt/202407/bc5e930d233b45eaabab4309ddc1ba6c.shtml.

［119］中国营养学会肥胖防控分会, 中国营养学会临床营养分会, 中华预防医学会行为健康分会, 等. 中国居民肥胖防治专家共识[J]. 中国预防医学杂志, 2022, 23(5): 321-339.

［120］孙晓敏, 车碧众, 苟波, 等. 中国居民运动减重专家共识[J]. 中国预防医学杂志, 2024, 25(4): 395-405.

［121］中国营养学会. 限能量膳食营养干预规范: T/CNSS 016—2022 ［S/OL］. ［2024-08-14］. https://www.cnsoc.org/otherNotice/312310201.html.

［122］国家卫生健康委办公厅. 国家卫生健康委办公厅关于印发肥胖症诊疗指南(2024 年版)的通知［EB/OL］. (2024-10-17)［2024-10-20］. http://www.nhc.gov.cn/yzygj/s7659/202410/ae3948b3fc9444feb2ecd26fb2daa111.shtml.

［123］中国营养学会.食物交换份:T/CNSS 20—2023［S/OL］.［2024-08-14］.https://www.cnsoc.org/notice/462310202.html.

［124］中国民族卫生协会重症代谢疾病分会,高尿酸血症相关疾病诊疗多学科共识专家组.中国高尿酸血症相关疾病诊疗多学科专家共识(2023 年版)［J］.中国实用内科杂志,2023,43(6):461-480.

［125］徐东,朱小霞,邹和建,等.痛风诊疗规范［J］.中华内科杂志,2023,62(9):1068-1076.

［126］国家卫生健康委办公厅.国家卫生健康委办公厅关于印发成人高尿酸血症与痛风食养指南(2024 年版)等 4 项食养指南的通知［EB/OL］.(2024-02-08)［2024-08-14］.http://www.nhc.gov.cn/sps/s7887k/202402/4a82f053aa78459b88e35f812d184c3.shtml.

［127］国家卫生健康委办公厅.国家卫生健康委办公厅关于印发高血压等慢性病营养和运动指导原则(2024 年版)的通知［EB/OL］.(2024-07-01)［2024-08-14］.http://www.nhc.gov.cn/ylyjs/pqt/202406/0adffa948a2844f0befa8439178c1d9f.shtml.

［128］中华医学会内分泌学分会.中国高尿酸血症与痛风诊疗指南(2019)［J］.中华内分泌代谢杂志,2020,36(1):1-13.

［129］中华医学会呼吸病学分会睡眠呼吸障碍学组.阻塞性睡眠呼吸暂停低通气综合征诊治指南(2011 年修订版)［J］.中华结核和呼吸杂志,2012,35(1):9-12.

［130］中国医师协会睡眠医学专业委员会.成人阻塞性睡眠呼吸暂停多学科诊疗指南［J］.中华医学杂志,2018,98(24):1902-1914.

［131］中华医学会,中华医学会杂志社,中华医学会全科医学分会,等.成人阻塞性睡眠呼吸暂停基层诊疗指南(2018 年)［J］.中华全科医师杂志,2019,18(1):21-29.

［132］中国儿童 OSA 诊断与治疗指南制订工作组,中华医学会耳鼻咽喉头颈外科学分会小儿学组,中华医学会儿科学分会呼吸学组,等.中国儿童阻塞性睡眠呼吸暂停诊断与治疗指南(2020)［J］.中华耳鼻咽喉头颈外科杂志,2020,55(8):729-747.

［133］中国医师协会睡眠医学专业委员会,中国医师协会神经内科医师分会睡眠学组,空军军医大学第二附属医院.中国成人失眠共病阻塞性睡眠呼吸暂停诊治指南(2024 版)［J/OL］.中国全科医学,2014.DOI:10.12114/j.issn.1007-9572.2024.0483.

［134］国家卫生健康委办公厅.中国结核病预防控制工作技术规范(2020 年版)［EB/OL］.(2020-04-02)［2024-08-14］.https://tb.chinacdc.cn/ggl/202004/P020200414515703939844.pdf.

［135］WHO. Global Tuberculosis Report 2019［R/OL］.［2024-08-14］.https://www.who.int/tb/publications/global_report/en/.

［136］周琳,刘磊.结核病"三区三州"健康促进科普丛书［M］.北京:人民卫生出版社,2019.

［137］屠德华,万利亚,王黎霞.现代结核病控制理论与实践［M］.2 版.北京:军事医学科学出版社,2013.

［138］王黎霞,陈明亭.健康促进手册［M］.北京:人民军医出版社,2012.

［139］卫生部.中国结核病防治规划实施工作指南［M］.北京:中国协和医科大学出版社,2009.

［140］ZHANG W,ZHANG Z,WU W,et.al. Epidemiology and control of echinococcosis in central Asia,with particular reference to the People's Republic of China［J］. Acta Trop,2015,141:235-243.

［141］CADAVID RESTREPO A M,YANG Y R,MCMANUS D P,et al. The landscape epidemiology of echinococcoses［J］. Infect Dis Poverty,2016,5:13.

［142］王国强.全国包虫病流行情况调查报告［M］.上海:上海科学技术出版社,2016.

［143］黄敬亨,刑育健.健康教育学［M］.上海:复旦大学出版社,2017.

［144］余晴,周晓农.我国棘球蚴病防治工作中健康素养提升策略之探讨［J］.中国血吸虫病防治杂志,2019,31(1):94-97.

［145］毛守白.血吸虫生物学与血吸虫病的防治［M］.北京:人民卫生出版社,1990.

［146］卫生部疾病控制司.血吸虫病防治手册［M］.3 版.上海:上海科学技术出版社,2004.

［147］李岳生.血吸虫病诊断与治疗［M］.北京:人民卫生出版社,2006.

［148］孙殿军,刘运起.大骨节病诊断学［M］.北京:人民卫生出版社,2017.

［149］孙殿军,郭雄.大骨节病防治手册［M］.北京:人民卫生出版社,2016.

［150］杨建伯.大骨节病病因研究［M］.哈尔滨:黑龙江科学技术出版社,1998.

［151］医学名词审定委员会地方病学名词审定分委员会.地方病学名词［M］.北京:科学出版社,2016.

［152］孙殿军,申红梅.地方病学［M］.北京:人民卫生出版社,2011.

［153］于维汉.中国克山病［M］.哈尔滨:黑龙江科学技术出版社,2003.

［154］中华医学会地方病学分会,中国营养学会,中华医学会内分泌学分会.中国居民补碘指南［M］.北京:
人民卫生出版社,2018.

［155］中国疾病预防控制中心地方病控制中心.碘缺乏病防治手册［M］.北京:人民卫生出版社,2007.

［156］孙殿军.地方性砷中毒防治手册［M］.北京:人民卫生出版社,2006.

［157］张爱华.砷与健康［M］.北京:科学出版社,2008.

［158］孙殿军,于光前,孙贵范,等.地方性砷中毒诊断图谱［M］.北京:人民卫生出版社,2015.

［159］孙殿军,高彦辉.地方性氟中毒防治手册［M］.北京:人民卫生出版社,2015.

［160］官志忠.燃煤污染型地方性氟中毒［M］.北京:人民卫生出版社,2015.

［161］中国医师协会急诊医师分会,中华医学会急诊医学分会,中国急诊专科医联体,等.成人流行性感冒
诊疗规范急诊专家共识(2022版)［J］.中华急诊医学杂志,2023,32(1):17-31.

［162］中华医学会感染病学分会儿科感染学组,国家卫生健康委能力建设和继续教育儿科专委会感染组,
中国临床实践指南联盟方法学专委会.儿童流行性感冒疫苗预防和抗病毒药物应用的实践指南(2024
版)［J］.中华医学杂志,2024,104(40):3705-3725.

［163］国家卫生健康委,国家中医药管理局.流行性感冒诊疗方案(2020年版)［J］.中华临床感染病杂志,
2020,13(6):401-405.

［164］中华医学会肝病学分会,中华医学会感染病学分会.丙型肝炎防治指南(2022年版)［J］.中华传染病
杂志,2023,41(1):29-46.

［165］中国医师协会感染科医师分会,国家感染性疾病临床医学研究中心.乙型肝炎全人群管理专家共识
(2023)［J］.中华临床感染病杂志,2024,17(1):1-13.

［166］中华医学会肝病学分会,中华医学会感染病学分会.慢性乙型肝炎防治指南(2022年版)［J］.中华肝
脏病杂志,2022,30(12):1309-1331.

［167］中华医学会健康管理学分会,中华医学会肝病学分会,中华医学会检验医学分会.病毒性肝炎健康管
理专家共识(2021年)［J］.中华健康管理学杂志,2021,15(4):323-331.

［168］NCCN. NCCN Clinical Practice Guidelines in Oncology:Breast Cancer(Version 1.2020)［Z/OL］.
［2024-08-14］.https://www2.tri-kobe.org/nccn/guideline/breast/english/breast_risk.pdf.

［169］中国抗癌协会乳腺癌专业委员会,中华医学会肿瘤学分会乳腺肿瘤学组.中国抗癌协会乳腺癌诊治
指南与规范(2024年版)［J］.中国癌症杂志,2023,33(12):1092-1187.

［170］NCCN. NCCN Clinical Practice Guidelines in Oncology:Genetic/Familial High-Risk Assessment:Breast
and Ovarian［Z/OL］.［2024-08-14］.https://www2.tri-kobe.org/nccn/guideline/gynecological/english/gen
etic_familial.pdf.

［171］中国临床肿瘤学会指南工作委员会.中国临床肿瘤学会(CSCO)乳腺癌诊疗指南2024［M］.北京:人
民卫生出版社,2024.

［172］谢幸,孔北华,段涛.妇产科学［M］.9版.北京:人民卫生出版社,2018.

［173］赵昀,魏丽惠.CSCCP关于中国宫颈癌筛查及异常管理相关问题专家共识解读［J］.实用妇产科杂志,
2018,34(2):101-104.

［174］中华医学会妇产科学分会感染性疾病协作组.外阴阴道念珠菌病诊治规范(草案)［J］.中华妇产科

杂志,2004,39(6):430-431.

[175] 中华医学会妇产科学分会感染性疾病协作组. 滴虫阴道炎诊治指南(草案)[J]. 中华妇产科杂志,2011,46(4):318.

[176] 中华医学会妇产科学分会感染性疾病协作组. 细菌性阴道病诊治指南(2021 修订版)[J]. 中华妇产科杂志,2021,56(1):3-6.

[177] 中华医学会妇产科学分会感染性疾病协作组. 盆腔炎症性疾病诊治规范(2019 修订版)[J]. 中华妇产科杂志,2019,54(7):433-437.

[178] 中华医学会围产医学分会. 妊娠期铁缺乏和缺铁性贫血诊治指南[J]. 中华围产医学杂志,2014,17(7):451-454.

[179] WHO. Nutritional anaemias:tools for effective prevention and control [M]. Geneva:World Health Organization,2017.

[180] 陈林,韩根东. 孕产期全面心理健康促进共识——理论与实践[M]. 北京:北京大学出版社,2020.

[181] 曹连元,邸晓兰,丁辉. 产后抑郁障碍理论与实践[J]. 北京:中国协和医科大学出版社,2014.

[182] 陆林,沈渔邨. 精神病学[M]. 6 版. 北京:人民卫生出版社,2018.

[183] 丁辉,陈林,邸晓兰. 产后抑郁障碍防治指南的专家共识(基于产科和社区医生)[J]. 中国妇产科临床杂志,2014,15(6):572-576.

[184] STEWART D E, VIGOD S. Postpartum depression [J]. N Engl J Med,2016,375(22):2177-2186.

[185] 李守军. 应重视先心病患儿手术后中远期随访的问题[J]. 临床小儿外科杂志,2016,15(3):217-218.

[186] 李守军. 先天性心脏病的单纯超声引导下经皮介入治疗现状与展望[J]. 中国循环杂志,2015,30(11):1033-1034.

[187] 中华医学会胸心血管外科学分会,中华医学会小儿外科学分会心胸外科学组,国家心血管病中心先天性心脏病专业委员会,等. 中国心脏出生缺陷围产期诊断和临床评估处置专家共识[J]. 中华小儿外科杂志,2018,39(3):163-170.

[188] 仇黎生,刘锦纷,徐志伟,等. 新生儿危重先天性心脏病围生期诊断和治疗的关键技术及其临床应用[J]. 中华临床医师杂志(电子版),2012,6(22):7074-7078.

[189] 胡亚美,江载芳,申昆玲,等. 诸福棠实用儿科学[M]. 8 版. 北京:人民卫生出版社,2015.

[190] KENNETH K, MARSHALL A L, JOSEF T P. Williams Hematology [M]. 9th ed. New York:Macgraw-Hill,2016.

[191] 国家卫生健康委. 儿童急性淋巴细胞白血病诊疗规范(2018 年版)[EB/OL]. (2018-10-16)[2024-08-14]. http://www.nhc.gov.cn/yzygj/s7653/201810/aef82930c1af4c5bf325938e2fcb075.shtml.

[192] 国家卫生健康委. 儿童急性早幼粒细胞白血病诊疗规范(2018 年版)[EB/OL]. (2018-10-16)[2024-08-14]. http://www.nhc.gov.cn/yzygj/s7653/201810/aef82930c1af4c5bf325938e2fcb075.shtml.

[193] 常琳. 中国癫痫流行病学调查研究进展[J]. 国际神经病学神经外科学杂志,2012,39(2):161-164.

[194] 中国发展研究基金会. 中国儿童发展报告 2017:反贫困与儿童早期发展[M]. 北京:中国发展出版社,2017.

[195] 中国营养学会妇幼营养分会. 中国妇幼人群膳食指南(2016)[M]. 北京:人民卫生出版社,2018.

[196] 国家卫生健康委. 7 岁以下儿童生长标准:WS/T 423—2022 [S/OL]. (2022-11-09)[2024-08-14]. http://www.nhc.gov.cn/wjw/fyjk/202211/16d8b049fdf547978a910911c19bf389.shtml.

[197] 卫生部疾病预防控制局. 中国学龄儿童少年超重和肥胖预防与控制指南(试用)[M]. 北京:人民卫生出版社,2007.

[198] 中国儿童青少年身体活动指南制作工作组. 中国儿童青少年身体活动指南[J]. 中国循证儿科杂志,2017,12(6):401-407.

[199] WHO. WHO guidelines on physical activity,sedentary behavior and sleep for children under 5 years of age [M]. Geneva:World Health Organization,2019.

[200] America Academy of Pediatrics. Bright Futures:Guidelines for Health Supervision of Infants,Children and

Adolescents［M］. 4th ed. Elk Grove Village，IL：America Academy of Pediatrics，2017.

［201］HOELSCHER D M，SHELLEY K，LORRENE R，et al. Position of the Academy of Nutrition and Dietetics：Interventions for the Prevention and Treatment of Pediatric Overweight and Obesity［J］. J Acad Nutr Diet，2013，113：1375-1394.

［202］王卫平，孙锟，常立文. 儿科学［M］. 9 版. 北京：人民卫生出版社，2018.

［203］国家卫生健康委. 卫生部办公厅关于印发《全国儿童保健工作规范(试行)》的通知［EB/OL］.（2010-01-05）［2024-07-18］. http://www.nhc.gov.cn/fys/s3585/201001/3c7138856fbd4480a71563bd0e893898.shtml.

［204］CEBALLOS-LAITA L，CARRASCO-URIBARREN A，CABANILLAS-BAREA S，et al. The effectiveness of Schroth method in Cobb angle，quality of life and trunk rotation angle in adolescent idiopathic scoliosis：a systematic review and meta-analysis［J］. Eur J Phys Rehabil Med，2023，59（2）：228-236.

［205］胡亚美，江载芳. 实用儿科学［M］. 7 版. 北京：人民卫生出版社，2002.

［206］江载芳. 实用小儿呼吸病学［M］. 北京：人民卫生出版社，2010.

［207］桂永浩，薛辛东. 儿科学［M］. 3 版. 北京：人民卫生出版社，2015.

［208］王卫平. 儿科学［M］. 8 版. 北京：人民卫生出版社，2013.

［209］中华医学会儿科学分会消化学组. 中国儿童急性感染性腹泻病临床实践指南［J］. 中华儿科杂志，2016，54（7）：483-488.

［210］中华医学会儿科学分会消化学组，中华医学会儿科学分会感染学组. 儿童腹泻病诊断治疗原则的专家共识［J］. 中华儿科杂志，2009，47（8）：634-636.

［211］胡德渝. 口腔预防医学［M］. 6 版. 北京：人民卫生出版社，2012.

［212］台保军. 口腔健康 一生关注：孕产妇婴幼儿分册［M］. 北京：中国科学技术出版社，2019.

［213］中华口腔医学会. 口腔健康 一生关注：学生分册［M］. 北京：中国科学技术出版社，2019.

［214］国家卫生计生委. 学龄儿童青少年超重与肥胖筛查：WS/T 586—2018［S/OL］.（2018-02-23）［2024-08-14］. http://www.nhc.gov.cn/ewebeditor/uploadfile/2018/03/20180330094031236.pdf.

［215］国家卫生健康委办公厅. 国家卫生健康委办公厅关于印发近视防治指南(2024 年版)的通知［EB/OL］.（2024-05-31）［2024-08-14］. http://www.nhc.gov.cn/yzygj/s7653/202405/b6edbd0bf3a64ecc8cef30d72f80ed9e.shtml.

［216］葛坚，王宁利. 眼科学［M］. 北京：人民卫生出版社，2015.

［217］国家卫生健康委办公厅. 国家卫生健康委办公厅关于开展第二批儿童青少年近视防控适宜技术试点工作的通知［EB/OL］.（2021-10-09）［2024-08-14］. http://www.nhc.gov.cn/jkj/s7934td/202110/0fc8a001d42345d9ac9b38842b295fe7.shtml.

［218］REY J M，BELLA-AWUSAH T T，JING L. JM Rey's IACAPAP：e-Textbook of child and adolescent mental health［M］. Geneva：International Association for Child and Adolescent Psychiatry and Allied Professions，2015.

［219］陶国泰，郑毅，宋围村. 儿童少年精神医学［M］. 2 版. 南京：江苏科技出版社，2008.

［220］李凌江，马辛. 中国抑郁障碍防治指南［M］. 2 版. 北京：中华医学电子音像出版社，2015.

［221］中华医学会儿科学分会内分泌遗传代谢学组，中国医师协会青春期健康与医学专业委员会，福棠儿童医学发展研究中心，等. 儿童特发性矮身材诊断与治疗中国专家共识［J］. 中国实用儿科杂志，2023，38（11）：801-813.

［222］MONTICONE M，AMBROSINI E，CAZZANIGA D，et al. Active self-correction and task-oriented exercises reduce spinal deformity and improve quality of life in subjects with mild adolescent idiopathic scoliosis：results of a randomised controlled trial［J］. Eur Spine J，2014，23（6）：1204-1214.